公共卫生实训教程

俞　星　张　源　严春日　主编

延边大學出版社

图书在版编目（CIP）数据

公共卫生实训教程 / 俞星, 张源, 严春日主编. --
延吉 ：延边大学出版社, 2022.7
ISBN 978-7-230-03482-1

Ⅰ. ①公… Ⅱ. ①俞… ②张… ③严… Ⅲ. ①公共卫
生学－教材 Ⅳ. ①R1

中国版本图书馆 CIP 数据核字(2022)第 120809 号

公共卫生实训教程

主　　编：俞　星　张　源　严春日
责任编辑：金　鑫
封面设计：吴伟强
出版发行：延边大学出版社
社　　址：吉林省延吉市公园路 977 号　　　邮　编：133002
网　　址：http://www.ydcbs.com　　　E-mail：ydcbs@ydcbs.com
电　　话：0433-2732435　　　传　真：0433-2732434
印　　刷：英格拉姆印刷（固安）有限公司
开　　本：787 毫米×1092 毫米　1/16
印　　张：13.25
字　　数：223 千字
版　　次：2022 年 7 月第 1 版
印　　次：2022 年 8 月第 1 次印刷
书　　号：ISBN 978-7-230-03482-1

定　　价：58.50 元

目 录

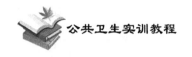

第一章 绪 论

预防医学是医学科学的重要分支，以人群为主要研究和服务对象，重点研究外界环境因素（包括自然环境因素、社会环境因素）在机体健康、人群疾病谱、死亡谱中的作用，阐明人们赖以生存的环境中有益因素和有害因素对机体健康的影响、作用规律及人体对环境因素的反应，找出病因，采取相应措施预防疾病的发生。预防医学专业的学生毕业时除应具备良好的职业道德和素质外，还应具备较扎实的基础医学、临床医学的理论知识和临床技能，以及较强的实验室工作能力和开展现场调查的能力。预防医学专业的专业主干课程，如流行病学、卫生统计学、卫生毒理学、社会医学、环境卫生学、职业卫生与职业医学、营养与食品卫生学、儿童少年卫生学、妇幼保健学等，构成了预防医学专业课课程体系。

一、预防医学专业本科毕业生应具备的专业知识

预防医学专业本科生至毕业时应具备的专业知识包括：熟悉正常人体结构和功能，了解维持机体平衡的生理学和生物化学机制；掌握在疾病状态下机体结构和功能的异常改变，了解生命周期各阶段的生理、心理和行为特点及其对健康的影响；熟悉生命各阶段中常见病的发病机制、临床表现，掌握其诊断和防治原则；熟悉传染病、慢性非传染性疾病、地方病、寄生虫病等常见病的流行规律、预防控制的原则和方法；熟悉各种环境因素（自然环境因素、生活环境因素、职业有害因素、营养与食品因素、社会环境因素）、遗传因素、心理与行为因素、卫生服务因素对健康的影响；熟悉妇女、儿童、老年人和残疾人等人群的重点卫生问题及卫生保健需求；掌握识别突发公共卫生事件的基本知识和处置原则；了解分析和评估卫生资源配置、卫生服务公平和效率的基本知识；了解卫生管理的基本原理及我国与卫生相关的法律法规。

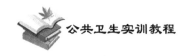

二、预防医学专业本科毕业生应具备的专业技能

预防医学专业本科毕业生应具备的专业技能包括：基本掌握内科、外科、妇产科、儿科等常见病的诊断和处理的技能；具备常见传染病、食物中毒、化学中毒的临床识别与应急处理能力；具备开展人群健康状况及其相关影响因素的流行病学调查、筛查、监测的技能；掌握现场采样和检测方法、卫生学评价、安全评价和风险评价的基本方法和技能；初步掌握诊断社区公共卫生问题，了解卫生服务需求，开展健康教育和健康促进以及疾病预防服务的技能；初步掌握公共卫生项目设计、实施和评估的基本知识和技能；具备运用现代信息技术获取相关信息的基本技能；具备正确运用定量和定性研究的方法收集、分析资料、解释和表达结果的技能；具备与公众、媒体及其他相关人员进行有效沟通和协调的基本技能；具备自主学习能力和有终身学习意识，能运用一门外语阅读专业文献。

三、预防医学专业课程学习阶段实践能力的基本训练

预防医学专业是医学教育中的一个专业门类，其培养的人才主要从事疾病预防控制、卫生监督、卫生事业管理及预防医学等领域的科学研究，重点研究外界环境因素与人群健康的关系，找出环境中对人体健康的有益因素和危害人群健康的有害因素，提出对这些因素的限量要求和卫生标准，采取措施保护和促进人群健康，提高人群的健康水平。预防医学的性质及研究和服务对象决定着本专业具有很强的实践性和应用性。预防医学专业的学生在学习专业课程阶段，除学习和掌握各专业课程的基本理论和专业知识外，对其进行相应的专业能力训练显得十分重要，以满足社会对公共卫生事业发展、疾病预防控制、卫生监督等对预防医学专门人才的需要。从预防医学专业的专业主干课程构筑的课程体系来看，毕业生应具备两个方面的实践能力，即实验室工作能力和现场调查能力。因此，在开展预防医学专业课程教学的过程中，既要重视对学生进行较全面的实验室工作能力训练，又要重视学生的现场工作能力训练，二者必须兼而有之，决不可偏废。

（一）实验室工作实践训练的基本要求

应在充分了解实验室工作规范和实验室管理的有关知识和确保检验检测人员

自身安全的基础上，开展相应的实验室检验检测工作。应熟悉和掌握不同样品的采集方法和注意事项，样品的处理、运输和保存的方法等。根据所检测的目标化合物的理化特性，确定其测定方法，例如空气中有害物质按其存在的形态可分为固态、液态和气态；水中的有害物质按其挥发性可分为挥发性物质和非挥发性物质等；食品样品的检测既包括营养物质的检测也包括有害物质的检测。总之，应根据具体检测目标化合物的不同，确定不同的采集方法、前处理、测定方法等。对大多数检测目标化合物而言，最常用的检测方法有分光光度法、原子吸收光谱法（主要检测金属化合物）、气相色谱法、高效液相色谱法等。进行生物材料如血液、尿液、毛发等以及食品中的相关物质的检测时，其样品的前处理各不相同，包括对样品的消化、萃取等。在此基础上，严格按照实验室检验流程和操作步骤，规范性地开展实验室检验检测工作训练，强调基本技能实验操作，使学生牢固树立质量意识和实事求是的工作态度。

在开展环境介质中生物性污染特别是微生物污染检验检测时，首先应对所使用的器材物品进行严格的灭菌处理，牢固树立无菌观念，切实杜绝污染，防止污染对检测结果的影响。

在进行毒理学实验操作训练时，应充分了解受试物的理化特性、具备相应的实验动物基本知识，掌握随机分组原则和有害物质的毒理学评价程序，熟悉不同染毒途径的实验技术和观察指标，了解实验结果的统计学分析和评价的基本方法，充分认识毒理学研究在评价有害化学物质对机体健康影响中的地位和作用。

（二）现场工作实践训练的基本要求

预防医学专业学生的现场工作实践训练大致可分为两个方面，即现场样品采集和现场人群调查。

1. 现场样品采集

根据检验检测目的的不同，可分别采集空气（室外大气、室内空气、车间空气）、水（水源水、饮用水、出厂水、末梢水等）、食品、土壤、生物样品（各种动植物以及检测对象的血液、尿液和毛发等）等不同环境介质样品。不同样品的采集方法、保存、前处理等不尽相同，应根据具体检测的目的、要求、检测方法等来决定。现场样品采集时，除保证采样器具和采样方法的准确性外，对所采集样品应做好记录，包括采样地点、采样时间、采样方法、采样量、采样人员姓名、

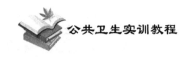

样品编号等。样品采集结束后，应及时送达实验室尽早进行实验室分析。对于来不及分析的样品，应按照具体要求对样品进行妥善保存。

2．现场人群调查

根据现场人群调查的目的及流行病学的原理和方法，确定调查对象、调查方法和调查对象的数量，设计相应的调查表格。在开展现场人群调查时，根据调查目的的不同，开展不同类型的调查研究，如现况调查、病例对照调查、队列研究调查等。在进行流行病学调查时应注意避免信息偏倚问题，如无应答偏倚、回忆偏倚、测量偏倚、调查人员偏倚等。在开展现场调查过程中除具备足够的专业理论知识及流行病学和卫生统计学的理论知识和方法外，还要掌握一定的技巧，要有足够的人际沟通能力，尽最大努力得到调查对象的支持和配合，使获得的信息真实可靠，避免或减少由此带来误差。

第二章　实验室基本知识与技能

第一节　预防医学实验基本知识

一、实验室规范

实验室是学校进行实验教学、科研活动的重要场所,是培养创新型人才的基地。制定并遵循科学规范的实验室管理制度,才能保证实验室和人员的安全,确保实验教学、科研活动的顺利开展,培养实验室工作人员及学生的良好工作习惯。

（一）实验室安全规章

1.所有在实验室工作、学习的人员,牢固树立安全意识,坚持"安全第一,预防为主"的原则,克服麻痹大意思想,掌握基本的安全知识和救助知识。

2.易燃、易爆等危险品和剧毒药品的管理严格遵守双人保管、双人收发、双人使用、双人运输、双人双锁的"五双"制度。严格按有关规定报批,用多少领多少,正确及时做好领用和实验使用记录。取用腐蚀性或危险有毒物品时要做好个人防护。

3.实验室人员使用仪器设备时,要做好仪器设备的使用记录并要严格遵守操作规程,未经许可,不得擅自乱动室内其他设备。

4.经常检修、维护线路以及通风、防火与消防设施等。严禁乱拉、乱接电源线,未经批准不得动用明火,不得使用炊、烹电器。严禁在实验室内吸烟。

5.实验人员在实验结束后应整理好仪器设备,切断电源、水源、气源等,消除火种、锁好门窗。学会消防设施的使用,发现火源隐患及时处置,发生火灾应主

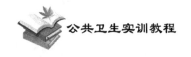

动扑救并及时报警。

6.遵守实验室废液废物收集制度,对废液废物进行分类收集,并妥善储存和处理。

7.动物实验做好动物尸体处理工作,实验完成后,动物尸体先置于规定的容器内,按相关规定,移交给专门的焚烧单位(如学校实验动物中心)作无害化处理。

8.生物类(细菌、细胞)实验废弃物应用专用容器收集,进行高温高压灭菌后处理。

9.重视危险性气体(氢气、乙炔、一氧化碳等)的使用和存放场所的安全工作。高压钢瓶应有固定设施以防倾倒,不得使用过期、未经检验和不合格的气瓶,各种气瓶必须按期进行技术检验。

10.实验室内使用化学危险品要采取安全防护措施和配备安全防护用具。实验室内的通风橱柜要经常检查是否正常运转。实验室内要配置应急药箱。

11.实验室应保持整洁,走廊或通道不得堆放杂物,堵塞通道。应经常检查室内水电、消防设施,特别是停水、停电后应专门检查,不得疏忽大意。

12.实验室如有盗窃和意外事故发生,应及时处置,保护好现场,报告保卫处及实验室管理机构。

(二)实验室学生守则

1.学生进入实验室进行实验时必须遵守实验室有关的规章制度,严格遵守课堂纪律,严禁迟到或早退。实验前应预习实验内容,明确实验目的和要求,了解实验基本原理、方法和步骤。

2.学生应穿着白大衣进入实验室,服从教师及有关实验技术人员的安排,按指定位置做实验。不准动用与本实验无关的仪器设备,不得动用其他组的仪器、工具、文件、材料等。

3.实验中严格遵守操作规格,服从指导教师指导。爱护实验室仪器、设备、工具,如违反操作规程或不听从教师指导而造成仪器、设备、工具等损坏者,应按实验室相关规定进行赔偿处理,并视情节轻重进行批评直到纪律处分。

4.实验过程中,要严肃认真,详细记录实验数据和结果,经指导教师签字认可后,方可结束实验。实验后独立完成实验报告,上交指导教师批阅,数据和报告要求实事求是,不得抄袭、伪造和涂改。

5.实验室内必须保持肃静、整洁。禁止在实验室内吃东西，不准高声谈笑，不准吸烟，不准随地吐痰，不准乱抛纸屑杂物等。废液、废纸以及玻璃碎片等应倒入相应的废液缸及垃圾箱内，不得随便乱扔、乱倒，防止意外事故的发生。

6.完成实验后认真清理好实验器材、药品,清洗器具,搞好实验室的清洁卫生,关好门、窗、水、电后方可离开实验室。

二、实验室安全常识

实验人员在实验过程中会涉及水、电、气及化学试剂的安全使用和管理，仪器设备的正确操作，以及实验过程中产生的废弃物处理等关系人身安全及环境保护等诸多问题，因而实验人员在进入实验室前必须学习实验室安全知识，树立和提高安全防护意识，养成良好、规范的实验操作习惯，避免实验室事故的发生。

（一）实验室安全用电

实验室是用电比较集中的地方，人员多、设备多、线路多，若用电不当，常常可能造成人员伤亡、火灾、仪器设备损坏等严重事故。每一位进入实验室的人员必须注意安全用电，具体应做到:

1.实验前先检查用电设备,再接通电源;实验人员离开实验室或遇突然断电,应注意关闭电源,尤其要关闭加热电器的电源开关;实验结束后,先关仪器设备,再关闭电源。

2.实验室不得乱拉乱接临时电线,禁止超负荷用电。凡设备本身要求安全接地线的，必须接地线。电器或线路过热，应停止运行，断电后检查处理;所有电气设备，不得私自拆动、改装、修理;有损坏、老化漏电的，要尽快找维修人员修理或更换。

3.为防止触电,不能用潮湿的手接触电器。万一遇到触电事故,千万不要用手拉触电人，应赶快拉断开关切断电源，并进行及时的现场急救。如遇电线起火，立即切断电源，用沙或二氧化碳、四氯化碳灭火器灭火，禁止用水或泡沫灭火器等导电液体灭火。

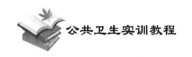

（二）化学试剂的安全使用

化学试剂种类繁多，大多数试剂都有不同程度的毒性。有毒化学试剂可通过呼吸道、消化道和皮肤进入人体而发生中毒现象。在使用化学试剂时，要做到"三不、四防"原则，即不触、不尝、不直接闻气味；防毒、防火、防爆、防灼伤。在实验操作过程中，为确保试剂质量和安全使用，具体还应注意以下几个方面：

1.实验前，应了解所用试剂的理化性质，包括颜色、气味、密度、沸点、凝固点、浓度、酸碱度、溶解性、挥发性以及毒性等。

2.配制好的各种化学试剂均应盖上瓶塞，贴好标签，合理摆放；发现试剂瓶上标签掉落或将要模糊时应立即贴好标签。无标签或标签字迹不清无法辨认、超过使用期限的试剂不得使用。

3.取用试剂前，首先辨明试剂名称、浓度、纯度是否符合，以免用错试剂；试剂瓶盖打开后，翻过来放在干净的地方，以免盖上时带入脏物；取用试剂时，使用清洁干燥的药勺或量器取用试剂，不要用吸管伸入原装试剂瓶中吸取液体；取走试剂后应及时盖上瓶盖，以防污染或吸潮，然后将试剂瓶的瓶签朝外放至原处。试剂要注意节约使用，取出用剩的化学试剂不准倒回原瓶，有回收价值的应放入回收瓶中。

4.打开盛有易挥发的液体（如浓氨水、浓盐酸、浓硝酸、液溴等）试剂瓶的瓶塞时，瓶口不能对着面部，尤其不能对着眼睛。用完后应对瓶口进行蜡封。

5.在使用完试剂后，要及时洗手、洗脸、更换工作服，并保持实验室环境卫生。实验后的反应物残渣、废液不能随便倒掉，应交由专人按规定的废弃物处理办法处理。

6.使用腐蚀性化学试剂时，如：各种酸、碱、强氧化剂、冰乙酸、苯酚等对皮肤、黏膜、眼有腐蚀性，操作时要戴上橡胶手套和防护眼镜，一旦接触要及时清洗。倾倒时，切勿直接对试剂瓶口俯视。

7.使用易燃易爆化学试剂时，现场要保持良好通风，绝对不能有明火。实验人员要穿戴好必要的防护用具，最好戴上防护眼镜。该类试剂不能直接加热，使用过程中禁止震动或撞击。如有试剂散落，应及时清理。

第二节　预防医学实验基本技能

实验 1　实验常用玻璃器皿的使用与试剂的配制

【实验目的】

1. 熟悉常见玻璃器皿及其用途。
2. 掌握常用玻璃器皿的洗涤、干燥及保存方法。
3. 培养学生基本技能，为后续实验的开展奠定基础。

【实验内容】

（一）常见玻璃器皿的使用、洗涤、干燥及保存方法

要求：教师讲解和示范。

1. **实验室常见玻璃器皿的使用**

玻璃因具有高化学稳定性、绝缘性，良好透明度及一定的机械强度，并可按需要制成各种不同形状的器皿，因此成为各类实验经常大量使用的装备。玻璃器皿按玻璃的性质不同可以简单分为软质玻璃器皿和硬质玻璃器皿两类。软质玻璃承受温差的性能、硬度和耐腐蚀性都比较差，但透明度比较好，因此常用于制造不需要加热的玻璃器皿，如试剂瓶、漏斗、量筒、吸管等；硬质玻璃具有良好的耐受温差变化的性能，因此常用于制造允许加热的玻璃器皿，这类玻璃器皿耐腐蚀性强、耐热性能以及耐冲击性能都比较好，如烧杯、烧瓶、试管、蒸馏器和冷凝管等。玻璃虽然有较好的化学稳定性，一般的酸、碱、盐不易侵蚀，但氢氟酸对玻璃有很强烈的腐蚀作用，故不能用玻璃器皿进行含有氢氟酸的实验。

（1）烧杯：烧杯是用于盛装反应物的常用玻璃器皿，主要用于配制溶液，煮

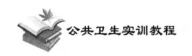

沸、蒸发、浓缩溶液，进行化学反应以及少量物质的制备等。烧杯用硬质玻璃制造，可承受 500℃ 以下的温度，在火焰上可直接或隔石棉网加热，也可选用水浴、油浴或沙浴等加热方式。常用的烧杯有低型烧杯、高型烧杯和三角烧杯，规格从 25～5000mL 不等。

（2）烧瓶：烧瓶主要用于加热煮沸以及物质间的化学反应，常用的有平底烧瓶、圆底烧瓶、锥形瓶、定碘烧瓶和蒸馏烧瓶。平底烧瓶不能直接用火加热，圆底烧瓶可以直接用火加热，但两者都不能骤冷，通常在热源与烧瓶之间加隔石棉网。锥形瓶也称三角烧瓶，是用于加热或振荡的反应容器，在滴定操作中应用普遍。定碘烧瓶（碘量瓶）主要用于碘量法的测定中，也用于须严防液体蒸发和固体升华的实验，但加热或冷却内溶液时应将瓶塞打开，以免因气体膨胀或冷却，使塞子冲出或难以取下；当反应物较多，且需长时间加热时，常用它做反应容器。蒸馏烧瓶用于蒸馏，蒸馏时还常用三口烧瓶和四口烧瓶。烧瓶加热时应使其均匀受热，盛放液体的量应是容积的 1/3～2/3。烧瓶的规格从 50～1000mL 不等。

（3）试管：试管主要是少量试剂的反应容器，常用于定性试验，可分为普通试管、刻度试管、具塞试管。试管可直接用灯火加热，加热后不能骤冷，否则会导致试管破裂。试管内盛放的液体量，如果不需要加热，不要超过 1/2；如果需要加热，不要超过 1/3。加热试管内的固体物质时，管口应略向下倾斜，以防凝结水回流至试管底部而使试管破裂。普通试管以管口外径（mm）×长度（mm）表示规格，如 15mm×150mm。

（4）离心管：离心管常用于定性分析中的沉淀分离。常用的离心管有尖底离心管、尖底刻度离心管和圆底刻度离心管。离心管只能在水浴中加热，规格以容积（mL）表示。

（5）试剂瓶：试剂瓶用于盛装各种试剂，有无色和棕色之分，棕色瓶用于盛装应避光的试剂。常用的试剂瓶有小口试剂瓶、大口试剂瓶和滴瓶。小口试剂瓶和滴瓶常用于盛放液体药品；大口试剂瓶常用于盛放固体药品。试剂瓶还有磨口和非磨口之分，一般非磨口试剂瓶用于盛装碱性溶液或浓盐溶液，使用橡皮塞或软木塞；磨口试剂瓶用于盛装酸、非强碱性试剂或有机试剂，瓶塞不能调换，以防漏气。若长期不用，应在试剂瓶口和瓶塞间加放纸条，以便于开启。试剂瓶不能用火直接加热，不能在瓶内久储浓碱、浓盐溶液。试剂瓶的规格从 30~1000mL 不等。

（6）称量瓶：称量瓶主要用于准确称取一定量的固体试剂，多用于递减法称量试样，分为高型和扁型两种。扁型称量瓶可用于测定水分。称量瓶瓶盖应与瓶体配套使用，不能用火直接加热，瓶盖是磨口的，不能互换。称量瓶称取试剂时，需用纸条套住称量瓶，不能用手直接拿取。规格以外径（mm）×高（mm）表示。

（7）量筒和量杯：量筒和量杯用于量取一定体积的液体。常用来较粗略地显示液体体积的量度。不能用作反应容器，不能加热。规格从 10~1000mL 不等。

（8）容量瓶：容量瓶用于配制准确体积的溶液，或作溶液的定量稀释。容量瓶有无色和棕色之分，棕色瓶用于配制需要避光的溶液。容量瓶不能加热，瓶塞是磨口的。容量瓶的瓶塞是配套制作，不能调换使用。容量瓶的规格以刻度以下的容积（mL）表示，规格从 10~1000mL 不等。

（9）移液管：移液管是用来准确移取一定体积液体的器皿。如管口上无"吹出"字样，则使用时尖嘴的溶液不允许吹出，不能加热。移液管使用后，应立即洗净放在移液管架上。移液管的规格从 1~50mL 不等。

（10）滴定管：滴定管分为常量滴定管和微量滴定管，用来测量自管内流出的溶液体积。常量滴定管有酸式和碱式两种，酸式滴定管用来盛盐酸、氧化剂、还原剂等溶液；碱式滴定管用来盛碱溶液。滴定管有无色和棕色之分，无色的滴定管又有带蓝线和不带蓝线两种。常用酸式、碱式滴定管的容积为 25mL 和 50mL，主要用于滴定分析，也可用于准确取液。注意：量取液体或滴定前要先排除滴定管尖嘴部分的气泡。酸式滴定管和碱式滴定管不能互换使用、不能加热及量取热的液体。

2. 玻璃器皿的洗涤和干燥

（1）玻璃器皿的洗涤：进行化学实验所用的玻璃器皿必须干净才能得到准确的实验结果。因此，每次实验前后都必须把玻璃器皿洗涤干净。对于久置变硬不宜洗掉的实验残渣及对玻璃器皿有腐蚀作用的废液，一定要在实验后立即清洗干净。附着于玻璃器皿上的污物有可溶性物质、尘土、其他不溶性物质以及有机物质等，洗涤玻璃器皿时应根据实验的要求、污物的性质和污染程度，以及玻璃器皿的类型和形状来选择合适的方法进行洗涤。

玻璃器皿常用的洗涤方法有如下几种：

①用水刷洗：一般用毛刷刷洗。这种方法能洗掉玻璃器皿上的尘土和附着力不强的不溶性物质。洗涤时应选用大小合适、干净、完好的毛刷，注意防止刷内铁丝接触玻璃器皿。该法不能洗去油污和有机物质。

②用去污粉或合成洗涤剂洗：适用于洗涤有机物质和油污。去污粉是由碳酸

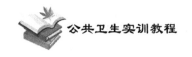

钠、白土、细砂等混合而成的，其中碳酸钠具有碱性，能除去油污，细砂有摩擦作用，白土有吸附作用，可增强洗涤效果。洗涤时，洒入少量去污粉，然后用毛刷擦洗，待玻璃器皿的内外壁都刷洗好后，再用自来水冲洗，最后用蒸馏水冲洗玻璃器皿内壁三次。若有机物和油污仍洗不干净，可用热碱性液体洗涤。

③用铬酸洗液洗：铬酸洗液是由重铬酸钾溶液和浓硫酸混合配制而成的洗液。配好的铬酸洗液呈深褐色，具有很强的氧化性和酸性，对有机物和油污的洗涤能力特别强。在进行精确的定量试验时，往往遇到一些口小、管细的玻璃器皿，很难用上述的方法洗涤，这时可用铬酸洗液来洗。洗涤时，将玻璃器皿内的水尽量倒去，然后往玻璃器皿内加少量洗液，使之倾斜并慢慢转动，让其内壁全部为洗液润湿。重复转动几次后，把洗液倒回原瓶中，用自来水将玻璃器皿壁上残留的洗液洗去，最后用蒸馏水洗三次。如果用洗液将玻璃器皿浸泡一段时间或者用热洗液洗，效果会更好。洗液具有很强的腐蚀性，使用时必须注意安全，不要让洗液灼伤皮肤。洗液可反复使用，当用到出现绿色时（被还原成 Cr^{3+}），就失去了去污能力，不能再继续使用。

④用碱性高锰酸钾洗液洗：碱性高锰酸钾洗液是由高锰酸钾和氢氧化钠溶液配制而成的洗液（将 4g 高锰酸钾溶于少量水中，再向溶液中加入 10% 的氢氧化钠溶液 100ml），可以洗掉玻璃器皿上的有机物质和油污。洗涤后留下的二氧化锰可用还原性物质（如浓盐酸、硫酸亚铁的酸性溶液或草酸溶液）洗去。

⑤特殊物质的洗涤：根据沾在器壁上的各种物质的性质，采用适当的方法或药品来处理。浓盐酸可洗去一些氧化性物质（如二氧化锰等），也可以洗去大多数难溶于水的无机物；适当的酸可洗去难溶氢氧化物、硫化物等；氨水可洗去氯化银沉淀等。

除此之外，还可选用超声波清洗器来清洗玻璃器皿。把用过的玻璃器皿放入配有合适洗涤剂的溶液中，接通电源，利用声波的能量和振动就可将玻璃器皿清洗干净。

通过上述各种方法洗涤后，再经自来水冲洗的玻璃器皿上常常还残留有 Ca^{2+}、Mg^{2+}、Fe^{2+}、Cl^- 等离子，若实验中不允许这些离子存在，则需用蒸馏水（或去离子水）把它们润洗掉。润洗时，要以少量、多次（至少洗三次、每次用量少）为原则，并注意使蒸馏水润洗玻璃器皿的所有内壁。

已洗净的玻璃器皿，可以被水完全湿润。把玻璃器皿倒转过来，如果水沿器皿壁流下，而皿壁上不挂水珠，则表示玻璃器皿已经洗净。已洗净的玻璃器皿不能再用布或软纸去擦，以免布或纸的纤维留在器壁上而污染玻璃器皿。

（2）玻璃器皿的干燥：有些玻璃器皿洗涤干净后就可用来做实验，但有些化学实验需要在无水的条件下进行，所用的玻璃器皿必须干燥后才能使用。常用的干燥方法如下。

①晾干：将洗净的玻璃器皿倒置在干净的实验柜内，让水自然蒸发而干燥。不急于使用的玻璃器皿可用此法干燥。

②烘干：将玻璃器皿内的水倒掉后，放入 105℃左右的电热鼓风干燥箱内或红外线快速干燥箱内烘干。

③烤干：试管、烧杯、蒸发皿等可以直接在灯焰上烤干。烤干试管时，用试管夹将试管夹好，开始时管口向下，并不断移动，至管内不见水珠后，将管口向上赶尽水汽。蒸发皿、烧杯可置于石棉网上烤干，注意烤前应将玻璃器皿外壁的水擦干，以免烤时炸裂。

④吹干：使用电吹风加热，可将玻璃器皿较快吹干。

⑤有机溶剂干燥：在玻璃器皿中加入少量易挥发的有机溶剂（如乙醇、丙酮等），倾斜转动玻璃器皿，使器壁上的水和有机溶剂互相溶解，然后倒出，残留在玻璃器皿内的少量混合物会很快挥发而干燥。此法常用于不能加热的刻度计量玻璃器皿（如移液管、量筒等）和急用玻璃器皿的干燥。

3．玻璃器皿的保存

洗干净并经干燥的玻璃器皿一般倒置于干净的橱内保存。橱内设带孔的隔板，用于插放玻璃器皿，以防灰尘进入。常用的小型玻璃器皿可用玻璃罩盖好，移液管用干净的滤纸包好两头，置于专用架上；滴定管可倒置于滴定管架上保存，也可加满蒸馏水，在上口加盖指型管，以防尘。

（二）实训：玻璃器皿的使用、洗涤、干燥及保存

1.按照教师发给的实验仪器清单（由实验教师自定），领取玻璃仪器一套。

领取仪器时应仔细清点，如发现不符合规格、数量以及有破损时应在洗涤前及时调换。

2.配制 $K_2Cr_2O_7$—H_2SO_4 洗涤液：称取重铬酸钾（粗）10g 置于 400mL 烧杯内，加入 20mL 水，加热使之溶解，等冷却后，在不断搅拌下徐徐注入 175mL 浓硫酸即成。配好的洗液应为深褐色，储于细口瓶中备用。经多次使用后洗涤效率降低

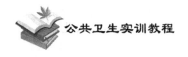

时，可加入适量的 $KMnO_4$ 粉末即可再生，用时防止被水稀释。

3.在教师指导下，对已领取的玻璃仪器分类，选择合适的方法进行清洗。

4.将清洗干净的玻璃仪器依不同要求，采用不同方法（自然晾干、烘干、烤干、吹干等）进行干燥。

5.将清洗、干燥过的玻璃仪器按指定位置（仪器橱、架等）存放好。

6.使用量度玻璃器皿：

（1）要求：准确配制一定体积标准溶液或准确移取一定体积的溶液。

（2）内容：

①使用烧杯、量筒、锥形瓶、量杯、容量瓶等准确配制一定体积标准溶液。

②使用滴定管、移液管、吸量管等准确移取一定体积的溶液。

【思考题】

1.玻璃器皿洗净的标志是什么？不同类型的玻璃仪器应用什么方法洗涤？

2.举例说明不同的玻璃器皿，不同的污物要用不同的洗涤剂、不同的清洗方法进行清洗。

3.某 100mL 容量瓶，校正体积低于标线 0.50mL，此体积相对误差为多少？分析试样时，称取试样 1.000g，溶解后定量转入此容量瓶中，移取试液 25.00mL 测定，问测定所用试样的称样误差为多少？相对误差是多少？

实验 2　实验室常用仪器的规范操作

【实验目的】

1. 掌握实验室常用仪器的规范操作方法。

2. 培养规范的仪器操作习惯，为后续实验的开展奠定基础。

【实验内容】

（一）实验室常用仪器的规范操作

要求：教师讲解和示范。

1．电子天平

（1）操作规程

①开/关转换：按"On/Off"键，当出现正常的称量显示时，天平已处于准备状态。关闭天平时也按"On/Off"键，直到所有信息都消除，屏幕显示"OFF"。

②去皮：如对容器或称量纸去皮，则将容器置于秤盘上，关闭风罩。按"-O/T-"键就会开始自动去皮。去皮完成后，屏幕显示为零并做好称量准备。

③称量：将物件放置在天平秤盘上，即自动显示称量结果。

④称量单位转换：按"←"键天平转换成第二种称量单位（mg），再按又回到第一种称量单位（g）。

⑤简略的快速称量：天平在任何时候都可用降低天平的可读性来加速称量。按"1/10d"键，天平操作的最低精度至少保留一位小数，这样显示结果速度更快。

（2）注意事项

①在天平放置过程中微量调整其不均衡处，使其处于水平。使用天平防护罩后部的水平调整脚，将气泡调整至水平中央。天平每一次改变位置，都需调整至水平。

②双量程天平的半微量量程为 0~81g。双量程天平在通常状态下是以标准量程来工作的。按"1/10d"键可以转换到半微量量程。

③如果天平与打印机相连，可按"[→"键打印出称量和数据转换结果。

2．离心机

（1）操作规程

①开机前，平衡各离心管重量。

②先将调速开关置"0"，再接通电源，开启电源开关，显示器灯亮。

③置时间功能开关于"定时"，按动"快校"开关，使显示器上所显时间略大于所需时间，然后按动"慢校"开关，达所需时间。关上顶盖，工作指示灯亮，这时拨动调速开关，至所需转速。工作到预定时间时，显示器显示"00"，工作指示灯熄灭，自动停机。在机器工作过程中，若打开顶盖，工作指示灯熄灭，机器

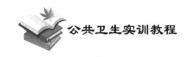

同样自动停止运转。第二次工作前，需将调速开关置"0"，重新定时后，再拨动调速开关至所需转速。若需使用"时钟"功能，可置时间功能开关于"时钟"，以第③条中同样的方法校准钟点。只要电源开关不关闭，"时钟"就能正常地工作下去。本机使用完毕后必须关闭电源开关。温度高时，可打开顶盖，插上插销（备附件）。

（2）注意事项

①安装角度型转头时，应将定位销对准转头上的销孔。安装水平型转头时，将轴销卡进转头上的销槽中。

②开机前，应对每只试管插孔进行检查，检查其内是否都有一只橡皮衬垫，若缺少，则应补上，否则转头会不平衡，引起机器振动。

③当使用水平型转头时，吊桶插入支架后，应检查是否插紧。

④吊桶及试管应对称放置。

⑤开机前，必须用天平称对相对的两根离心管进行平衡，其重量偏差不大于0.2g。

⑥开机前，应先将调速开关置"0"，然后定时。

⑦开机后，若听到异常声音（如玻璃管破裂声），应立即关机，待排除故障后，再重新开机。

⑧关机后，需待转子完全停止转动后，才能打开顶盖，进行手工操作。

3．超纯水机

（1）操作规程

①检查水源不锈钢阀开关是否打开，电源线是否接通。

②按下"电源"键，此时"系统制水"指示灯亮，并开始正常工作。如储水桶是满水时，应是"纯水备用"指示灯亮，如是"系统缺水"指示灯亮，说明水源未接通，如果没有任何指示灯亮，请重新检查水源和电源。

③"纯水备用"指示灯亮时，直接按"取水键"取水，再按"取水键"即可关闭。

（2）注意事项

①每间隔 2~3 天，需在开机后取水前按一下"系统冲洗"按键，此时系统进行人工操作清洗，冲洗时间为 14min，冲洗完后，再按一下"系统冲洗"开关即自动关闭。

②储水桶顶上的塑料球阀需保持和管路连接方向一致，不要关闭球阀开关，

储水桶底部的真空塞子不能拧动，否则会造成储水桶报废。

③当仪器使用一段时间后，白色的 PP 高分子纤维前置预处理器滤芯开始由白色变为黄色，此时需用配套专用扳手卸下预处理气桶体，取出纤维滤芯并用高压自来水清洗，可以拍打冲洗。确定冲洗干净后重新装上，重新安装时要检查桶体里面的塑料胶垫是否垫好，并确定安装好后桶体不漏水。如漏水需卸下重新检查。活性炭清洗也是同样方法。正常情况下清洗时间为 2~3 个月/次。

4. 超声波清洗机

（1）操作规程

①清洗槽内必须加入清洗液或水，液面高度不得低于清洗槽高度的三分之二，最佳位置应与网篮上沿口平齐。

②清洗时间设定：将被清洗物质放入金属框内，根据清洗物的积垢程度，设定超声清洗时间。开启电源开关后，键盘左起第一键为时间减数，第二键为时间加数，定时显示窗显示设定时间（一般时间设定值为 3~30min，特别难清洗的物质，可适当延长清洗时间）。

③清洗温度设定：键盘左起第四键为温度减数键，第五键为温度加数键，温度显示窗内显示所设定的温度。需要加温时，同时按温度加数键和温度减数键启动加热，启动后显示窗内指示当前水温，加温时指示灯为红色，待达到设定温度值后，自动停止加温，指示灯变为绿色（一般温度设定值为 40~50℃）。如果中途想重新设定温度，可同时按温度减数键和温度加数键关闭加热即可进行重新设定，设定完毕后再同时按温度减数键和温度加数键，启动加热。

④设定好时间、温度后按启动/停止键开始超声工作，此时液面呈现蛛网状波动，且伴有振响，表示清洗机已进入工作状态。工作时，定时显示窗内显示的设定时间为倒计时，超声指示灯亮。如果中途想停止工作或想重新设定时间，可按启动/停止键停止超声工作即可进行重新设定。设定完毕后，再按启动/停止键重新开始超声输出。如果中途想停止工作或想重新设定时间，可按启动/停止键停止超声工作即可进行重新设定。设定完毕后，再按启动/停止键重新开始。

⑤取出清洗物，目视检查，如没有清洗干净，可再次超声波清洗；反之则结束清洗。

⑥如需换频，把频率开关按到所需频率（25kHz 或 40kHz），频率指示灯亮，即超声工作在当前频率。

（2）注意事项

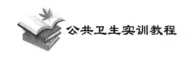
①使用单相 220VAC 或 380VAC 三相线，必须有可靠的接地装置。

②工作现场严禁携带火种及进行明火作业。

③不得使用酸碱度较高的清洗液，以免腐蚀清洗机的内槽。在使用乙醇、丙酮、汽油等挥发易燃液体时，应加盖，禁用加热功能（将温度设置低于液温）。

④清洗液的温度不要高于 70℃，温度过高会影响清洗效果。一般为常温和中温清洗（40~50℃）。

⑤槽内无清洗液时不得开机，以免清洗机空载受损，被清洗物应放入网篮中清洗，严禁不用网篮直接放入。

⑥较长时间不使用时，应将槽内清洗液放净，并将清洗槽和机体擦洗干净。

⑦清洗机应放置在干燥、清洁的房间内使用，严禁在潮湿、污染、阳光直射的地方使用。

5. 电热蒸汽压力消毒器

（1）操作规程

①清洗：首次使用时，请用半干的干净抹布反复擦净储物桶及桶盖、承物板。

②接电源：将消毒器的电源线接到设备配电板的电源开关上，额定电压为 250V，电流限值大于 25A。同时，必须将电缆的接地导线（双色线）保护接地。普通型需注意在无水条件下不可合闸通电。

③堆放：将待灭菌的物品予以妥善包扎，各包之间留有间隙，依次堆放在储物桶的承物板上。这样有利于蒸汽的穿透，提高灭菌效果。堆放完毕后，盖上储物桶盖。

④注水：用软水管通过桶壁夹缝注入清水（硬水地区最好使用蒸馏水或者煮沸过的水）到水位的上刻度线。水位控制型只需将随产品的附件——专用水龙头装在供水管上。将水管一头与机体背面的进水口旋紧，另一头拉下圆环，插入准用龙头后松手，即可牢固连接。

⑤上盖、密封：合上顶盖，对准螺栓槽位，套上减摩螺母，并均匀、逐步旋紧螺母，使盖与主体密合。为防止手拧力量不够而漏气，可用专用扳手拧紧。

⑥加热：加热开始后，应把顶盖上的放气阀小扳手推到竖直位置，使桶内空气随着温度升高而溢出，等有较急的蒸汽喷出时，将小扳手恢复原位，此时压力表指针会逐渐上升，指示桶内压力。

⑦灭菌：当桶内压力达到额定压力时，安全阀会自动放汽，安全阀第一次放汽即可开始消毒计时，根据不同消毒对象，保压所需时间后，即可切断电源或关

闭电源开关，消毒结束。为提高灭菌效果，需在灭菌过程中微开"下放气阀"。开放程度以能保持正常升压为好。

⑧干燥：对医疗器械、敷料和器皿等物品在灭菌后要迅速使之干燥者，可在灭菌终了时，将消毒器内的蒸汽通过下放气阀予以迅速排出，待压力表指针回复到零位时，再稍待 1~2min，然后将盖打开。消毒液体时严禁采用此法。

（2）注意事项

①电源的电压必须符合设备规定的值。否则会造成继电器不能正常工作而损坏，最终使设备不能运行。

②供电电源必须具备接地线，并与设备接地导线接通。

③水位自控型使用水源必须符合技术要求的水压，以保证在工作进程中顺利进水。并将水龙头常开。

④接通电源时桶内必须有必要的水位（水位自控型可忽略）。

⑤在开始加热时，应将盖上的放汽阀小扳手置于竖直位置。否则会影响灭菌效果。

⑥严禁将安全阀出汽孔堵住，以免造成事故。

⑦消毒液体时，应将液体灌装在硬质的耐热玻璃瓶中，以不超过 3/4 容量为好，瓶口用棉花纱布塞好，并用沙绳扎紧，切不可用未打孔的橡胶塞或软木塞。特别注意在消毒液体时不准立即释放蒸汽，必须待压力自然回零后方能打开锅盖。

⑧不同类型的物品，不同灭菌条件的物品，切勿放一起灭菌。

⑨压力表使用时间过长，压力指示不准或不能回复零位时，应及时予以检修或更换新表。

⑩水质过硬地区最好使用煮沸过的水或蒸馏水，否则会影响电热管正常工作。

⑪橡胶密封圈使用日久后会老化，从而影响密封效果。需及时更换。密封圈不能接触油脂类物质。

⑫设备应经常保持清洁、干燥。不使用时，应放尽桶内积水，切断电源。

6. 制冰机

（1）操作规程

①开机：正确安装完成后，将主电源开关置于 ON（接通）位置，机器开始工作。机器设有延时装置，即在通电 3min 后启动减速器、压缩机等部件，在此期间指示冷凝温度高的红灯（LED）闪亮（即 3min 延时）。第一批雪花冰约在压缩机启动 3min 后落入储冰箱，10min 后出冰正常。

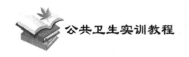

②停机：关闭主电源开关，机器停止工作。每次重新启动时，机器都要经 3min 延时后开始自动运行。

③复位键"RESET"说明：当由于安全装置的启动而使机器停止工作时，如再启动机器时需先判断故障原因并排除故障，然后按复位键"RESET"，或将主电源开关置于"OFF"（断开）位置再置于"ON"（接通）位置。

（2）注意事项

①为保证冰块的质量，须注意：不得在储冰箱内储藏任何东西；保持储冰箱门关闭，保持冰铲清洁无污；清洁机器附近时，勿让灰尘等通过通风口进入雪花机内。

②为防止机器损坏，须注意：机器运行时不可切断水源；开关储冰箱门时动作要轻柔，切勿踢或摔门；切忌在储冰箱顶或周围堆放任何物品，以免阻碍通风及恶化卫生状况。

③定期清洁保养。用户可根据当地水质、环境条件作定期维护。为了保证机器良好的性能和卫生状况，需定期（大约 1 个月）用温水稀释的洗涤液擦洗储冰箱的内壁；冲洗后用液体藻剂彻底擦拭表面以消毒；用软布蘸不锈钢专用洗涤液清洁机箱、机体；清洁冷凝器。

④水系统清洗：水系统每年至少清洗两次；建议使用清洗剂来彻底去除矿物质沉淀物及淤积的水垢。

⑤进行任何清洁与维护操作前务必切断机器的电源和水源。

7. 数显鼓风干燥箱

（1）操作规程

①将所要干燥或实验的物品按顺序依次摆放进隔板上，注意物品的摆放：物品要摆放在同一搁板上，相互之间要留出空间便于空气对流循环。

②确认设备的电源已接至 220V 的供电插座上，面板上的电源指示灯亮起；将左侧电源开关键"O/I"按至，"+I"处，此时电源开关指示灯亮起，表明已有电源送至设备。

③此时两个上下显示窗依次显示"输入类型编码"，"温度范围编码"，最后 PV 显示窗显示的是当前箱内的实际温度，SV 显示窗显示设定温度，此时设备按设定温度进行工作。

④在显示状态下，通过设定"SET"，"减小"键及"增加"键，来设定实验工作时所需的温度和定时时间等功能，具体操作如下：

A. 温度设定：点击"设定"键，进入到温度设定状态，PV 显示窗显示 SU 字样，通过增加、减少键在 SV 显示窗调整到所需的温度值；再按下设定键，保存并退出设定状态。

B. 温度、时间切换显示：非设定状态下，点击"减小"键，可进行温度、时间显示切换。

C. 定时设定：非设定状态下，点击"减小"键，显示窗出现时间界面，时间指示灯亮，此时按下设定键，PV 显示窗显示 TJU 字样，通过增加、减少键在 SV 显示窗调整到所需的定时值，再按下设定键，返回到温度显示界面（定时时间单位：min）。

D. 定时功能说明：时间设为"0"时，表示没有定时功能，控制器连续运行；当设定时间不为"0"时，等测量温度达到设定温度后，定时器开始计时，时间到，运行结束，SV 显示窗口显示"End"，蜂鸣器鸣叫 30s。长按增加键 4s，程序重新开始运行。蜂鸣器鸣叫时，可按任意键消音。

注：定时的范围为 1~999min，设定的时间最小单位为 1min。当设定的时间为 0min 时，设备能连续工作。第一次使用定时功能结束后，再一次使用时设定的定时时间还保存在内，如不用定时功能请按"定时设定"把定时时间设为 0。定时时间结束加热系统即停止工作，PV 显示窗慢慢会显示出箱内的实际温度。干燥结束后，请关闭电源开关，等物品冷却到一定温度后（最好等到降到室温后），再打开箱门取出物品，请注意物品的温度，小心烫伤。

（2）注意事项

①干燥箱外壳必须有效地接地，以保证使用安全。

②取出被处理的物品时，如处理的是易燃物品，必须待温度冷却到低于燃点后，才能放入空气，以免发生氧化反应引起燃烧。

③干燥箱无防爆装置，禁止把易爆物品放入干燥箱内进行干燥。

（二）实训：电子天平的规范操作

1.水平调节，水泡应位于水平仪中心。

2.接通电源，预热 15~30min。

3.打开关"ON"，使显示器亮，并显示称量模式 0.0000g。

4.称量，按"-O/T-"键自动去皮，显示为 0 后，将称量物放入盘中央，待读

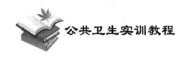

数稳定后，该数字即为所称物体的质量。

【思考题】

1.电子天平示值不稳定和称量不准的可能原因是什么？

2.为什么不同的仪器都有对应的操作规范？举例说明如果不按规范操作，仪器会出现什么问题？

第三章 基础验证型实验

实验3 饮用水消毒与余氯测定

【学习情境】

　　"十三五"以来，我国把饮水安全有保障作为脱贫攻坚"两不愁三保障"的一项重要指标，经过全国人民的共同努力，现在建成了比较完备的农村供水工程体系，共提升了2.7亿农村人口供水保障水平，其中解决了1710万建档立卡贫困人口饮水安全问题，1095万人饮用高氟水和苦咸水的问题。2021年农村集中供水率达到了88%，自来水普及率达到了83%，应该说整个农村供水保障水平得到了显著提升。《国家基本公共卫生服务规范（2011版）》已将"饮用水卫生安全巡查"列入国家基本公共卫生服务项目工作。

　　由于村里的自来水管道年久失修，管道老化，这个月开始启动自来水管道维修工程，村民们需要用水井取水。村医小张应如何指导居民做好井水消毒与余氯测定？

【实训目标】

1. 能用漂白粉进行井水消毒。
2. 能测定水中游离性余氯含量。

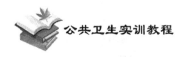

【实训学时】

2 学时。

【实训准备】

1．环境准备。老师带领学生到水井现场，进行井水消毒后测定余氯含量。

2．操作者准备。衣帽整洁，举止端庄。

3．用物准备。口罩、橡胶手套、细绳、木棍、卷尺、漂白粉、托盘天平（或其他能精确到 g 的便携式称量工具）、水桶、计时器、试剂瓶、余氯比色盒。

【实训步骤】

1．教师演示。演示测量、推算水量，计算漂白粉用量，投氯，测定余氯含量。

2．学生练习。学生按照实训要求，使用漂白粉进行井水消毒并测定水中游离性余氯含量。

3．小结评价。教师巡视，及时评价矫正；最后归纳小结。

4．布置作业。完成课后练习题。

【实训内容】

（一）使用漂白粉进行井水消毒

1．测量、推算水量

（1）测量水深。将细绳下端系上重物，慢慢放入井中。重物到达井底时在绳子平井口处做上标记，测量此处至下端的长度就是井深；慢慢上拉绳子，在重物贴近水面时在绳子平井口处做上标记，测量此处至下端的长度，用井深减去该长度就是水深。

（2）用木棍测量水井的内径。

（3）推算水量。水量（m³）=水深（m）×[水井半径（m）]²×3.14。

2．计算漂白粉用量

一般井水消毒漂白粉投加量为 4～6g/m³。

3．投氯

（1）配制漂白粉溶液。称取所需漂白粉，加少许清洁水调成糊状，然后再加适量清洁水稀释至充分溶解，搅匀后静置沉淀。

（2）取漂白粉上清液倒入需消毒的井水中，用吊桶将井水震荡数次使之混匀，待 30min 后即可使用。

4．注意事项

（1）因漂白粉具有刺激性和腐蚀性，配制溶液时应戴口罩、橡胶手套。

（2）消毒 30min 后，测量水中游离性余氯量，达到 0.3～0.5mg/L 即说明加氯量充足，不可投氯过量。

（二）测定水中游离性余氯含量

1.用水样洗涤比色管后，加水样至比色管刻度线。

2.按说明加入余氯测定试剂。

3.盖紧比色管管盖，将试剂与水样混匀。

4.打开管盖，将比色管拿到距比色卡 2cm 高的空白处，透过液面，向下比色，与管中液体颜色最接近的色阶对应值即为水样的余氯含量。

【实训考核】

根据实验结果填写表 1、表 2 和表 3。

表 1　饮用水消毒与余氯测定考核标准

项目	评分标准	得分
使用漂白粉进行井水消毒	准确测量水深（10 分）	
	正确计算水量（10 分）	
	准确称量漂白粉（10 分）	
	正确配制漂白粉溶液（10 分）	
	投入漂白粉后用吊桶将井水震荡数次使之混匀（10 分）	

续表

项目	评分标准	得分
测定水中游离性余氯含量	用水样洗涤比色管 1～2 次（5 分）	
	准确加水样至比色管刻度线（5 分）	
	摇匀前盖紧比色管盖（3 分）	
	准确判断试液颜色（10 分）	
	准确、完整报告结果（7 分）	
合计	80 分	

表 2　实验行为评价表

项目	评价内容	评分等级		
		好	中	差
仪容仪表	着装整洁，精神饱满	4	3	2
学习态度	工具齐备，操作积极主动，态度认真	6	4	2
严谨观念	尊重数据，实事求是，爱护环境	6	4	2
遵守纪律	遵守守则，不迟到、早退，不随意离开实训室	4	3	2
合计		20	14	8

表 3　实验成绩综合评价表

姓名	技能评价（80%）			行为评价（20%）			总分
	自评	小组评	教师评	自评	小组评	教师评	

【实训报告】

1. 分别列式计算水井、漂白粉用量。

2. 本次余氯测定结果

实验 4　建立居民健康档案

【学习情境】

2015 年 6 月，国家卫生和计划生育委员会、财政部、国家中医药管理局发布《关于做好 2015 年国家基本公共卫生服务项目工作的通知》，要求稳步提高居民健康档案建档率，村医可承担的服务主要有高血压和糖尿病患者健康管理、老年人和重性精神疾病患者健康管理、结核病患者健康管理任务和部分居民健康档案、健康教育、预防接种、传染病和突发公共卫生事件报告处理、卫生监督协管任务。村医小张准备为辖区居民建立个人健康档案和家庭健康档案，他应该怎么做？

【实训目标】

1. 能够为社区居民建立居民健康档案、家庭健康档案。
2. 能根据居民家庭成员及健康状况绘制家系图。
3. 能与居民良好地沟通，构建和谐服务环境。
4. 具有较强的实践能力和独立思维能力。

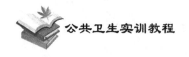

【实训学时】

2 学时。

【实训准备】

1. 环境准备。安静、整洁、光线适宜。
2. 操作者准备。衣帽整洁，举止端庄。
3. 用物准备。体重秤、血压计、听诊器等体检工具，钢笔。

【实训步骤】

1. 教师演示。请一名学生扮演社区居民，为其建立个人健康档案。
2. 学生练习。学生两两分组，互相建立个人健康档案。
3. 小结评价。教师巡视，及时评价矫正；最后归纳小结。
4. 布置作业。完成课后练习题。

【实训内容】

（一）建立居民健康档案

1. 确定建档的方式

居民建档的两种方式：

（1）辖区居民到社区卫生服务中心（站）接受服务时，由医务人员负责为其建立居民健康档案，首先完成基本信息和体检信息录入。

（2）通过入户服务（调查）、疾病筛查、健康体检等多种方式，由社区卫生服务中心组织医务人员为居民建立健康档案。首先完成基本信息收集，并预约居民到机构体检。

2. 确定建档的对象及重点人群的分类

建档对象流程图如图1所示。

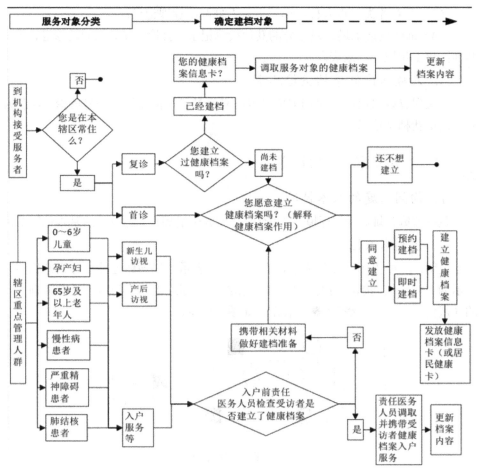

图1　确定建档对象流程图

[摘自卫生部《国家基本公共卫生服务规范（第三版）》]

3. 建立健康档案

居民健康档案的具体内容见附件1，教师根据健康档案内容（建档样表），讲解填表要求。

（1）询问姓名、性别等基础信息和既往史、家族史、遗传史、药物过敏史等

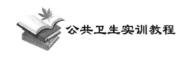

基本健康信息，填写个人基本信息表。

（2）询问一般状况、生活方式、器官功能、现存主要健康问题及其疾病用药情况，进行查体、辅助检查，作出健康评价及指导，填写健康体检表。

（3）针对各类重点人群，填写重点人群健康管理记录。

（4）询问包括上述记录之外的其他接诊记录、会诊记录、双向转诊等，填写其他医疗卫生服务记录表。

4. 发放居民健康档案信息卡

居民保管好自己的健康档案信息卡，复诊时告知健康档案编号就诊。医生及时修改更新档案信息。

（二）建立家庭健康档案

1. 询问家庭的基本情况

包括家庭住址、居住环境、家庭经济、家庭生活周期、各成员的基本情况等。

2. 绘制家系图

说明：一般男用"□"表示，女用"○"表示；以横线连接的称为婚姻线，表示为夫妇；从婚姻线的近中点向下作垂线，下端连上子女记号。具有特别性状的（遗传病）人以"■""●"表示，如图2所示。

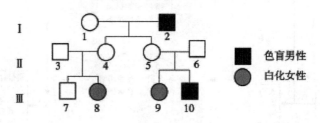

图 2 家系图示意图

主要包括家庭结构和家庭功能的评估。

（1）家庭结构包括评估家庭的类型、家庭的交流方式、家庭成员的角色。

（2）家庭功能的评估可采用社会学量表进行评估。（略）

（3）进行家庭评估家庭成员主要健康问题记录

（4）写出家庭主要健康问题

（5）收集家庭成员个人健康

附件1 居民健康档案表单目录

1. 居民健康档案封面
2. 个人基本信息表
3. 健康体检表
4. 重点人群健康管理记录表（见各专项服务规范相关表单）
   - 4.1　0～6岁儿童健康管理记录表
     - 4.1.1　新生儿家庭访视记录表
     - 4.1.2　1～8月龄儿童健康检查记录表
     - 4.1.3　12~30月龄儿童健康检查记录表
     - 4.1.4　3~6岁儿童健康检查记录表
     - 4.1.5　男童生长发育监测图
     - 4.1.6　女童生长发育监测图
   - 4.2　孕产妇健康管理记录表
     - 4.2.1　第1次产前随访服务记录表
     - 4.2.2　第2~5次产前随访服务记录表
     - 4.2.3　产后访视记录表
     - 4.2.4　产后42天健康检查记录表
   - 4.3　高血压患者随访服务记录表
   - 4.4　2型糖尿病患者随访服务记录表
   - 4.5　严重精神障碍患者管理记录表
     - 4.5.1　严重精神障碍患者个人信息补充表
     - 4.5.2　严重精神障碍患者随访服务记录表
   - 4.6　肺结核患者管理记录表
     - 4.6.1　肺结核患者第一次入户随访记录表
     - 4.6.2　肺结核患者随访服务记录表
5. 其他医疗卫生服务记录表
   - 5.1　接诊记录表
   - 5.2　会诊记录表
6. 居民健康信息卡

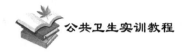

【实训考核】

根据实验结果填写表1、表2和表3。

表1　建立居民健康档案考核标准

项目	评分标准	得分
建档前准备 （15分）	提前安排，确定建档方式（3分）	
	确定建档对象，并对重点对象进行分类（5分）	
	准备好建档前的资料（5分）	
	规范着装（2分）	
建档过程 （40分）	完整表述居民健康档案的内容（5分）	
	正确填写居民健康档案封面（10分）	
	正确填写个人基本信息表，以居民（患者）主诉为主，不能主观臆断（10分）	
	正确填写居民健康信息卡（10分）	
	与重点建档对象预约下次随访时间（5分）	
建档后 （10分）	发放建档信息卡（5分）	
	告知复诊时凭健康档案编号就诊（5分）	
建立家庭健康 档案（15分）	简述家庭健康档案的主要内容（5分）	
	正确绘制家系图（10分）	
合计	80分	

表2　实验行为评价表

项目	评价内容	评分等级		
		好	中	差
仪容仪表	着装整洁，精神饱满	4	3	2
学习态度	工具齐备，操作积极主动，态度认真	6	4	2
严谨观念	尊重数据，实事求是，爱护环境	6	4	2
遵守纪律	遵守守则，不迟到、早退，不随意离开实训室	4	3	2
合计		20	14	8

表3　实验成绩综合评价表

姓名	技能评价（80%）			行为评价（20%）			总分
	自评	小组评	教师评	自评	小组评	教师评	

【实训报告】

居民健康档案封面

编号□□□□□□-□□□-□□□-□□□□□

居民健康档案

姓　　名：_____

现 住 址：_____

户籍地址：_____

联系电话：_____

乡镇(街道)名称：_____

村(居)委会名称：_____

建档单位：_____

建 档 人：_____

责任医生：_____

建档日期：_____年_____月_____日

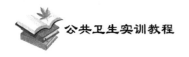

个人基本信息表

姓　名：　　　　　　　　　　　　　　**编号**□□□-□□□□□

性　别	1男 2女 9未说明的性别 0未知的性别　　　　　　　　□		出生日期	□□□□ □□ □□
身份证号			工作单位	
本人电话		联系人姓名	联系人电话	
常住类型	1户籍　　2非户籍　　　　　　　□		民　族	01汉族 99少数民族_____□
血　型	1 A型　2 B型　3 0型　4 AB型　5不详 / RH: 1阴性 2阳性 3不详　　　　　□/□			
文化程度	1研究生2 大学本科 3大学专科和专科学校 4中等专业学校5技工学校6高中7初中 8小学9文盲或半文盲10不详　　　　　　　　　　　　　　　　　　　□			
职　业	0国家机关、党群组织、企业、事业单位负责人 1专业技术人员 2办事人员和有关人员 3商业、服务业人员　4农、林、牧、渔、水利业生产人员　5生产、运输设备操作人 员及有关人员　6军人　7不便分类的其他从业人员　8无职业			
婚姻状况	1未婚　2已婚　3丧偶　4离婚　5未说明的婚姻状况　　　　　　□			
医疗费用 支付方式	1城镇职工基本医疗保险　2城镇居民基本医疗保险　3新型农村合作医疗 4贫困救助 5商业医疗保险　6全公费 7全自费 8其他　　　　　□/□/□			
药物过敏史	1无　2青霉素 3磺胺　4链霉素　5其他　　　　　　　□/□/□			
暴露史	1无　2化学品　3毒物　4射线　　　　　　　□/□/□			
既往史	疾病	1无　2高血压 3糖尿病 4冠心病 5慢性阻塞性肺疾病 6恶性肿瘤_____7脑卒中 8严重精神障碍 9结核病 10肝炎 11其他法定传染病 12职业病_____13其他 □ 确诊时间　年　月/□ 确诊时间　年　月/□ 确诊时间　年　月 □ 确诊时间　年　月/□ 确诊时间　年　月/□ 确诊时间　年　月		
	手术	1无　2有：名称①_____ 时间_____/名称②_____ 时间_____　□		
	外伤	1无　2有：名称①_____ 时间_____/名称②_____ 时间_____　□		
	输血	1无　2有：原因①_____ 时间_____/原因②_____ 时间_____　□		
家族史	父　亲 □/□/□/□/□/□		母　亲 □/□/□/□/□/□	
	兄弟姐妹 □/□/□/□/□/□		子　女 □/□/□/□/□/□	
	1无　2高血压　3糖尿病　4冠心病　5慢性阻塞性肺疾病　6恶性肿瘤 7脑卒中 8严重精神障碍 9结核病 10肝炎 11先天畸形 12其他			
遗传病史	1无　2有：疾病名称_____　　　　　□			
残疾情况	1无残疾 2 视力残疾 3听力残疾 4言语残疾 5 肢体残疾 6智力残疾 7精神残疾　8其他残疾　　　　　□/□/□/□/□/□			
生活环境*	厨房排风设施	1无　　　　2油烟机　　3换气扇　　4烟囱　　　　　□		
	燃料类型	1液化气　2煤　　　3天然气　4沼气　　5柴火　6其他　　□		
	饮水	1自来水　2经净化过滤的水　　3井水　4河湖水　5塘水6其他　□		
	厕所	1卫生厕所 2一格或二格粪池式 3马桶　4露天粪坑 5简易棚厕　□		
	禽畜栏	1无　　2单设　　3室内　　4室外　　　　　□		

健康体检表

姓　名：　　　　　　　　　　　　　　　　　　编号□□□-□□□□□

体检日期	年　　月　　日	责任医生	

内容	检查项目		
症状	1 无症状 2 头痛 3 头晕 4 心悸 5 胸闷 6 胸痛 7 慢性咳嗽 8 咳痰 9 呼吸困难 10 多饮 11 多尿 12 体重下降　13 乏力 14 关节肿痛 15 视力模糊 16 手脚麻木 17 尿急 18 尿痛 19 便秘 20 腹泻 21 恶心呕吐 22 眼花 23 耳鸣 24 乳房胀痛 25 其他 　　　　　　　　　　　　　　　　□/□/□/□/□/□/□/□/□/□		

一般状况	体　温	℃	脉　率		次/分钟
	呼吸频率	次/分钟	血　压	左侧　　　/　　　mmHg	
				右侧　　　/　　　mmHg	
	身　高	cm	体　重		kg
	腰　围	cm	体质指数（BMI）		Kg/m²
	老年人健康状态自我评估*	1 满意　2 基本满意　3 说不清楚　4 不太满意　5 不满意			□
	老年人生活自理能力自我评估*	1 可自理（0~3 分）　　　2 轻度依赖（4~8 分） 3 中度依赖（9~18 分）　　4 不能自理（≥19 分）			□
	老年人认知功能*	1 粗筛阴性 2 粗筛阳性，简易智力状态检查，总分			□
	老年人情感状态*	1 粗筛阴性 2 粗筛阳性，老年人抑郁评分检查，总分			□

生活方式	体育锻炼	锻炼频率	1 每天 2 每周一次以上 3 偶尔 4 不锻炼		□
		每次锻炼时间	分钟	坚持锻炼时间	年
		锻炼方式			
	饮食习惯	1 荤素均衡 2 荤食为主 3 素食为主 4 嗜盐 5 嗜油 6 嗜糖			□/□/□
	吸烟情况	吸烟状况	1 从不吸烟　　　2 已戒烟　　　3 吸烟		
		日吸烟量	平均　　　　支		
		开始吸烟年龄	岁	戒烟年龄	岁
	饮酒情况	饮酒频率	1 从不 2 偶尔 3 经常 4 每天		□
		日饮酒量	平均　　　两		
		是否戒酒	1 未戒酒　2 已戒酒，戒酒年龄：_____岁		□
		开始饮酒年龄	岁 近一年内是否曾醉酒 1 是 2 否		□
		饮酒种类	1 白酒 2 啤酒 3 红酒 4 黄酒　5 其他		□/□/□
	职业病危害因素接触史	1 无 2 有（工种_____从业时间___年） 毒物种类 粉尘_____ 防护措施 1 无 2 有 　　　　　放射物质_____ 防护措施 1 无 2 有 　　　　　物理因素_____ 防护措施 1 无 2 有 　　　　　化学物质_____ 防护措施 1 无 2 有 　　　　　其他_____ 防护措施 1 无 2 有			□ □ □ □ □

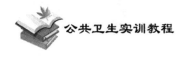
续表

脏器功能	口腔	口唇 1红润 2苍白 3发绀 4皲裂 5疱疹 □ 齿列 1正常 2缺齿 ┼ 3龋齿 ┼ 4义齿(假牙) ┼ □/□/□ 咽部 1无充血 2充血 3淋巴滤泡增生 □
	视 力	左眼 _____ 右眼 _____ （矫正视力：左眼 _____ 右眼 _____ ）
	听 力	1听见 2听不清或无法听见 □
	运动功能	1可顺利完成 2无法独立完成任何一个动作 □
查体	眼底*	1正常 2异常 □
	皮肤	1正常 2潮红 3苍白 4发绀 5黄染 6色素沉着 7其他 □
	巩膜	1正常 2黄染 3充血 4其他 □
	淋巴结	1未触及 2锁骨上 3腋窝 4其他 □
	肺	桶状胸：1否 2是 □ 呼吸音：1正常 2异常 □ 罗音：1无 2干罗音 3湿罗音 4其他 □
	心脏	心率：_____ 次/分钟 心律：1齐 2不齐 3绝对不齐 □ 杂音：1无 2有 □
	腹部	压痛：1无 2有 □ 包块：1无 2有 □ 肝大：1无 2有 □ 脾大：1无 2有 □ 移动性浊音：1无 2有 □
	下肢水肿	1无 2单侧 3双侧不对称 4双侧对称 □
	足背动脉搏动*	1未触及 2触及双侧对称 3触及左侧弱或消失 4触及右侧弱或消失 □
	肛门指诊*	1未及异常 2触痛 3包块 4前列腺异常 5其他 □
	乳腺*	1未见异常 2乳房切除 3异常泌乳 4乳腺包块 5其他 □/□/□/□
	妇科* 外阴	1未见异常 2异常 □
	妇科* 阴道	1未见异常 2异常 □
	妇科* 宫颈	1未见异常 2异常 □
	妇科* 宫体	1未见异常 2异常 □
	妇科* 附件	1未见异常 2异常 □
	其 他*	
辅助检查	血常规*	血红蛋白 _____ g/L 白细胞 _____ ×10⁹/L 血小板 _____ ×10⁹/L 其他 _____
	尿常规*	尿蛋白 _____ 尿糖 _____ 尿酮体 _____ 尿潜血 _____ 其他 _____
	空腹血糖*	_____ mmol/L 或 _____ mg/dL
	心电图*	1正常 2异常 □

续表

辅助检查	尿微量白蛋白*	_____mg/dL	
	大便潜血*	1 阴性　2 阳性　☐
	糖化血红蛋白*	_____%
	乙型肝炎表面抗原*	1 阴性　2 阳性　☐
	肝功能*	血清谷丙转氨酶_____U/L　　血清谷草转氨酶 _____U/L 白蛋白_____g/L　　总胆红素 _____μmol/L 结合胆红素 _____μmol/L
	肾功能*	血清肌酐_____μmol/L　血尿素 _____mmol/L 血钾浓度_____mmol/L　血钠浓度 _____mmol/L
	血脂*	总胆固醇_____mmol/L　甘油三酯_____mmol/L 血清低密度脂蛋白胆固醇_____mmol/L 血清高密度脂蛋白胆固醇_____mmol/L
	胸部 X 线片*	1 正常　2 异常　☐
	B 超*	腹部 B 超　　1 正常　2 异常　☐ 其他　　　　1 正常　2 异常　☐
	宫颈涂片*	1 正常　2 异常　☐
	其他*	

现存主要健康问题	脑血管疾病	1 未发现　2 缺血性卒中　3 脑出血 4 蛛网膜下腔出血　5 短暂性脑缺血发作 6 其他　　　　☐/☐/☐/☐/☐
	肾脏疾病	1 未发现　2 糖尿病肾病　3 肾功能衰竭　4 急性肾炎　5 慢性肾炎 6 其他　　　　☐/☐/☐/☐/☐
	心脏疾病	1 未发现　2 心肌梗死　3 心绞痛　4 冠状动脉血运重建 5 充血性心力衰竭 6 心前区疼痛　7 其他　　　☐/☐/☐/☐/☐
	血管疾病	1 未发现 2 夹层动脉瘤　3 动脉闭塞性疾病 4 其他　　☐/☐/☐
	眼部疾病	1 未发现 2 视网膜出血或渗出 3 视乳头水肿 4 白内障 5 其他　　　　☐/☐/☐/☐
	神经系统疾病	1 未发现　2 有　　☐
	其他系统疾病	1 未发现　2 有　　☐

		入/出院日期	原　因	医疗机构名称	病案号
住院治疗情况	住院史	/			
		/			
		建/撤床日期	原　因	医疗机构名称	病案号
	家庭病床史	/			
		/			

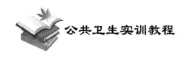

续表

主要用药情况		药物名称	用 法	用 量	用药时间	服药依从性 1 规律　2 间断　3 不服药
	1					
	2					
	3					
	4					
	5					
	6					

非免疫规划预防接种史		名　称	接种日期	接种机构
	1			
	2			
	3			

健康评价	1 体检无异常　　　　　　　　　　　　　　　　　　　　　□ 2 有异常 异常1 异常2 异常3 异常4

健康指导	1 纳入慢性病患者健康管理 2 建议复查 3 建议转诊 □/□/□	危险因素控制：　　　　□/□/□/□/□/□/□ 1 戒烟　　2 健康饮酒　　3 饮食　　4 锻炼 5 减体重（目标 _____ Kg） 6 建议接种疫苗 7 其他

居民健康档案信息卡

（正面）

姓 名		性 别		出生日期	年 月 日
健康档案编号				□□□-□□□□□	
ABO 血型	□A □B □O □AB		RH 血型	□Rh 阴性 □Rh 阳性 □不详	

慢性病患病情况：
□无　　　　　□高血压　　　□糖尿病　　　□脑卒中　　　□冠心病　　　□哮喘
□职业病　　　□其他疾病

过敏史：

（反面）

家庭住址		家庭电话	
紧急情况联系人		联系人电话	
建档机构名称		联系电话	
责任医生或护士		联系电话	

其他说明：

填表说明：

　　1. 居民健康档案信息卡为正反两面，根据居民信息如实填写，应与健康档案对应项目的填写内容一致。

　　2. 过敏史：过敏主要指青霉素、磺胺、链霉素过敏，如有其他药物或食物等其他物质（如花粉、酒精、油漆等）过敏，请写明过敏物质名称。

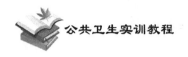

实验 5　食品中亚硝酸盐的含量测定
（可见分光光度法）

【学习情境】

为了防腐和增加色泽，食品生产企业常在食品里增添一些防腐剂等，如在咸肉、火腿、香肠、鱼、肉制成的成品中添加亚硝酸盐，如果在国家允许的剂量范围内，一般情况下不会影响健康，但是如果添加超量或食用过多，对健康也不利。然而，市场上的一些违法商贩，为了牟取暴利，在食品中加入大量亚硝酸盐。为了更好地熟悉食品中亚硝酸盐含量的卫生标准，掌握食品中亚硝酸盐含量测定的基本方法，应如何进行检测？

【实验目标】

1. 掌握分光光度法的基本原理及仪器操作方法。
2. 熟悉单组分标准曲线法定量分析。
3. 了解测定方法精密度和准确度的检验及评价。

【实验学时】

2 学时。

【实验材料】

1. 仪器与器材

紫外可见分光光度计；水浴锅；电子分析天平；离心机；25mL 具塞比色管；50mL 离心管；500mL，250mL，200mL 容量瓶等。

2．试剂

（1）亚铁氰化钾溶液：称取 106.0g 亚铁氰化钾[$K_4Fe(CN)_6 \cdot 3H_2O$]，用水溶解，并稀释至 1000mL。

（2）乙酸锌溶液：称取 220.0g 乙酸锌[$Zn(CH_3COO)_2 \cdot 2H_2O$]，加 30mL 冰乙酸溶解，用水稀释至 1000mL。

（3）饱和硼砂溶液：称取 50.0g 硼酸钠（$Na_2B_4O_7 \cdot 10H_2O$），溶于 100mL 热水中，冷却后备用。

（4）对氨基苯磺酸溶液（4g/L）：称取 2.0g 对氨基苯磺酸，溶于 500mL20% 盐酸溶液中，混匀置棕色瓶中备用。

（5）盐酸萘乙二胺溶液（2g/L）：称取 0.5g 盐酸萘乙二胺，溶解于 250mL 水中，混匀后，置棕色瓶中，存储于 4℃冰箱备用。

（6）亚硝酸钠标准储备溶液（200μg/mL）：取适量亚硝酸钠于硅胶干燥器中干燥 24 小时后，准确称取 0.1000g 的亚硝酸钠，加水溶解移入 500mL 容量瓶中，用水稀释至刻度，混匀，于棕色瓶中 4℃冰箱内保存。

亚硝酸钠标准使用液（2.5μg/mL）：临用前，吸取亚硝酸钠标准溶液 2.5mL，置于 200mL 容量瓶中，加水稀释至刻度。

注：以上试剂均为分析纯，实验用水为二级水。

【实验步骤】

1．教师演示。
2．学生练习。学生按照实验要求测定。
3．小结评价。教师巡视，及时评价矫正；最后归纳小结。
4．布置作业。

【实验内容】

（一）仪器使用

1．打开稳压器电源，15min 后插上紫外可见分光光度计插头并打开开关，待

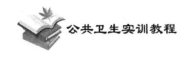

仪器初始化完毕后稳定 20min（仪器初始化过程中勿揭开吸收池盖）。

2．进入光度测量，设置"吸光方式、数学计算、吸收池、波长"等参数。

3．比色皿配套检查：将 8 只 1cm 玻璃比色皿洗净后装上蒸馏水，水面高度在比色皿高度 1/3～1/2 之间，手持比色皿毛玻璃面，擦干比色皿外部水分，放入光度计中，在 538nm 处测定吸光度，然后将吸光度值最小的比色皿调到参比位置，测定其余 7 只比色皿的吸光度值，记录并将比色皿编号。在后续测定中吸光度值最小的比色皿参比位置不变，其余管测定值要减去比色皿的吸光度值。

（二）实验操作

1．样品处理

称取 5.0g 经绞碎混匀的火腿肠，置于 50mL 烧杯中，加入 8mL 硼砂饱和液，搅拌均匀，以 70℃左右约 100mL 水将火腿肠液洗入 250mL 容量瓶内，放入沸水中水浴 15min，取出，于冷水浴中冷却至室温，然后一边转动，一边加入 3mL 亚铁氰化钾溶液，摇匀，再加入 3mL 乙酸锌溶液，加水至刻度，摇匀，弃去脂肪，取 50mL 上清液离心 10min，备用。

2．标准曲线的绘制及样品测定

吸取 20mL 上述离心上清液于 25mL 具塞比色管中，另吸取 0.0mL，0.4mL，0.8mL，1.2mL，1.6mL，2.0mL 亚硝酸钠应用液，分别置于 6 支 25mL 具塞比色管中。在标准管和样品管中各加入 2mL 对氨基苯磺酸溶液，混匀，静置 4min 后分别加入 1mL 盐酸萘乙二胺溶液，加水至刻度，混匀，15min 后用 1cm 比色皿，以零管做参比，于 538nm 处，测定吸光度。以吸光度为纵坐标，亚硝酸钠的含量（μg/25mL）为横坐标，绘制标准曲线，根据样品吸光度值在标准曲线上找出对应的含量（μg/25mL），或进行线性回归，得回归方程和相关系数，将样品吸光度带入回归方程，计算出样品含量（μg/25mL）。

3．精密度和准确度测定

取 2～3 份火腿肠样品，按上述同样方法每份平行测定 6 次，计算标准偏差和相对标准偏差。在上述测定过的样品中加入一定量亚硝酸盐标准溶液，用同样方法平行测定 6 次，计算加标回收率。

（三）结果与评价

1．数据处理

火腿肠中亚硝酸盐含量计算：从标准曲线上查出测定样品管中亚硝酸盐的含量（或回归方程计算），按下式计算 5.0g 样品中亚硝酸盐含量（以亚硝酸钠计）：

$$\omega(\mathrm{mg/kg}) = \frac{m_2 \times 1000}{m_1 \times \dfrac{V_2}{V_1} \times 1000}$$

式中：ω 为样品中亚硝酸盐含量；m_1 为样品重量（g）；m_2 为测定用样液中亚硝酸盐的含量（μg）；V_1 为样品处理液总体积（mL）；V_2 为测定用样液体积（mL）。

2．精密度和准确度实验记录及计算

请将计算结果填入表表 1 和表 2。

表 1　精密度试验记录及计算表

样品	平行测定值（mg/kg）						可疑数据（Q 检验法）	平均值（mg/kg）	SD（mg/kg）	RSD（%）
	1	2	3	4	5	6				
1										
2										
3										

表 2　准确度试验记录及计算表

样品	加标平行测定值（mg/kg）						可疑数据（Q 检验法）	加标前平均值（mg/kg）	加标后平均值（mg/kg）	回收率（%）
	1	2	3	4	5	6				
1										
2										
3										

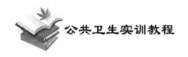

【实验考核】

根据实验结果填写表3、表4和表5。

表3 亚硝酸盐测定考核标准

项目	评分标准	得分
仪器使用	开关操作（10分）	
	准确使用比色皿（20分）	
实验操作	准确取样（10分）	
	准确绘制标准曲线（10分）	
	移液器操作（10分）	
结果与评价	准确、完整报告结果（20分）	
合计	80分	

表4 实验行为评价表

项目	评价内容	评分等级		
		好	中	差
仪容仪表	着装整洁，精神饱满	4	3	2
学习态度	工具齐备，操作积极主动，态度认真	6	4	2
严谨观念	尊重数据，实事求是，爱护环境	6	4	2
遵守纪律	遵守守则，不迟到、早退，不随意离开实训室	4	3	2
合计		20	14	8

表5 实验成绩综合评价表

姓名	技能评价（80%）			行为评价（20%）			总分
	自评	小组评	教师评	自评	小组评	教师评	

【实训报告】

1. 对实验中观察到的现象进行分析讨论。

2．对实验误差进行分析。

3．对实验结果与国家允许量标准进行比较评价（GB2725-94，灌肠类指标以NaNO$_2$计≤30mg/kg）。

实验6　直接进样气相色谱法测定血液中的乙醇

【学习情境】

近年来由于生活水平的提高，公车、私车逐年增加，因饮酒甚至醉酒驾车造成的重、特大交通事故越来越多，为此，公安交警部门加大了整治力度。但是，现场乙醇测试仪虽然测定速度快，但无样品保存，对（当事人反悔）执法证据不足，很是被动。为了快速准确检测血乙醇含量，为交警执法提供有力的依据，应如何进行检测？

【实验目标】

1．掌握气相色谱法的定性、定量分析。

2．熟悉气相色谱仪和氢火焰离子化检测器的使用方法。

【实验学时】

2学时。

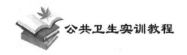

【实验材料】

1．仪器与器皿

气相色谱仪，配有火焰离子化检测器；数据记录（色谱工作站）；OV-1701 色谱柱（50m×0.25mm×0.33μm）；旋涡振荡器；离心机（5000r/min）；10μL 微量注射器；2.0mL 离心管。

2．试剂与材料

（1）乙醇标准储备液（10.0mg/mL）：准确吸取乙醇 1.26mL（比重 0.7893）于 100mL 容量瓶内，加纯水至刻度，混匀即得，置 4℃冰箱保存（一年）。

（2）乙醇标准溶液（1.0mg/mL）：取 10.0mg/mL 乙醇标准溶液 1mL 于 10mL 容量瓶内，加纯水至刻度，混匀即得，置 4℃冰箱保存（一年）。

（3）内标物标准溶液（2mg/mL）：准确吸取叔丁醇 1.27mL（比重 0.7887）于 500mL 容量瓶中，加入纯水至刻度，混匀即得，置 4℃冰箱保存（一年）。

（4）偏磷酸溶液（5.0%）：准确称取偏磷酸 2.5mg 于棕色试剂瓶中，加入纯水 50mL，摇匀，至偏磷酸溶解，置 4℃冰箱保存（两个月）。

【实验步骤】

1．教师演示。

2．学生练习。学生按照实验要求测定。

3．小结评价。教师巡视，及时评价矫正；最后归纳小结。

4．布置作业。

【实验内容】

（一）样品制备

1．已知对照取空白血 0.5mL，加入 10mg/mL 乙醇标准液 40μL，加入内标物标准液 50μL，再加入 5%偏磷酸溶液 0.5mL，混匀，离心 10min（3000r/min），备用。

2．样品取血样 0.5mL，加入内标物标准液 50μL，再加入 5%偏磷酸溶液 0.5mL，混匀，离心 10min（3000r/min），备用，同时做平行样。

3. 样品校正因子另取空白血 0.5mL，根据检材中醇含量的多少加入乙醇标准液，使空白血中醇含量与样品所含量的相当，加入内标物标准液 50μL，再加入 5% 偏磷酸溶液 0.5mL，混匀，离心 10min（3000r/min），备用。

（二）测定

1. 气相色谱参考条件

柱温：程序升温，初温 500℃，速率 7℃/min，终温 170℃；气化室温度：210℃；检测器温度：230℃；氢气流速：30mL/min；空气流速：300mL/min；载气：高纯氮气，流速：20～35mL/min。

2. 进样

用微量注射器分别吸取已知对照、样品和样品校正因子离心管内上清液 1μL 注入气相色谱仪测定，每一个试样进样 2 次。

3. 实验结果记录表

实验结果记录表如表 1 所示。

表1　实验结果记录表

实验日期：	实验人：	室温	
		tR	A
已知对照	乙醇：		
	内标：		
样品	乙醇：		
	内标：		
样品校正因子	乙醇：		
	内标：		

（三）结果与评价

1. 相对校正因子计算

$$f = \frac{\text{空白样品中醇添加量} \times \text{内标物峰面积平均值}}{\text{空白样品中内标物添加量} \times \text{醇峰面积平均值}}$$

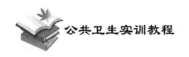

2. 样品中乙醇含量计算（mg/100mL）

$$C = \frac{f \times 样品中的峰面积平均值 \times 内标物添加量(mg)}{样品中内标物峰面积平均值 \times 检材量} \times 100$$

3. 相对相差

$$相对相差\% = \frac{|C_1 - C_2|}{C} \times 100$$

C_1，C_2 为两份平行样品乙醇含量的测定值；C 为两份平行样品乙醇含量平均值，两份平行样品测定结果的相对相差不得超过 10%，若超过 10% 时，需要重新测定。

4. 判定

本方法血液中乙醇的最低检出限为 1.0μg/mL，如果添加于 0.5mL 空白血中 20μg 乙醇出现相应的色谱峰，而样品未出现相应的醇类色谱峰，可以判定为样品中不含乙醇，阴性结果可靠。如果添加于空白血中 20μg 乙醇未出现相应的色谱峰，而样品未出现醇类色谱峰，属操作有误，重新检验。

【实验考核】

根据实验结果填写表 2、表 3 和表 4。

表 2 乙醇测定考核标准

项目	评分标准	得分
仪器使用	开关操作（10 分）	
	准确使用仪器（20 分）	
实验操作	准确取样（10 分）	
	准确操作测定（10 分）	
	移液器操作（10 分）	
结果与评价	准确、完整报告结果（20 分）	
合计	80 分	

表 3 实验行为评价表

项目	评价内容	评分等级		
		好	中	差
仪容仪表	着装整洁，精神饱满	4	3	2
学习态度	工具齐备，操作积极主动，态度认真	6	4	2
严谨观念	尊重数据，实事求是，爱护环境	6	4	2
遵守纪律	遵守守则，不迟到、早退，不随意离开实训室	4	3	2
合计		20	14	8

表 4 实验成绩综合评价表

姓名	技能评价（80%）			行为评价（20%）			总分
	自评	小组评	教师评	自评	小组评	教师评	

【实训报告】

1. 对实验中观察到的现象进行分析讨论。
2. 对实验误差进行分析。

实验 7 高效液相色谱法测定饮料中山梨酸

【学习情境】

山梨酸钾时下已广泛地用于食品、饮料、酱菜、烟草、医药、化妆品、农产品、宠物家禽饲料等行业中，从发展趋势看，其应用范围还在不断扩大。山梨酸

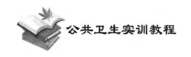

（钾）属酸性防腐剂，在接近中性（PH 6.0~6.5）的食品中仍有较好的防腐作用，那么什么饮料有山梨酸钾呢？如：碳酸饮料、果汁（味）型饮料、食品工业用塑料桶装浓缩果汁、乳酸菌饮品、果汁（果味）冰、含乳饮料、预调酒、天然蜂蜜柚子茶等，这些都是含有山梨酸钾的饮品。食品添加剂几乎已成为制作食品过程中必备不可缺少，应如何进行检测？

【实验目标】

1. 掌握高效液相色谱法测定原理。
2. 熟悉用高效液相色谱法测定饮料中山梨酸的方法。
3. 了解高效液相色谱仪的结构和使用方法。

【实验学时】

2 学时。

【实验材料】

1. 仪器与器皿

高效液相色谱仪；自动进样器；紫外检测器；0.45μm 滤膜；离心机（转速不低于 4000r/min）；恒温水浴。

2. 试剂

（1）甲醇（色谱纯）。

（2）氨水（1+1）。氨水加等体积水混合。

（3）乙酸铵溶液。准确称取 1.54g 乙酸铵，放入烧杯中，加适量的水溶解，移入 1000mL 的容量瓶中，加水定容至 1000mL，经滤膜（0.22μm）过滤后，待用。

（4）山梨酸标准储备溶液（1.00mg/mL）。准确称取 0.2680g 山梨酸钾，放入小烧杯中，加入适量的水溶解后，移入 200mL 的容量瓶内，加水定容至 200mL。

除甲醇外，方法中所用试剂均为分析纯，水为一级水。

【实验步骤】

1. 教师演示。
2. 学生练习。学生按照实验要求测定。
3. 小结评价。教师巡视，及时评价矫正；最后归纳小结。
4. 布置作业。

【实验内容】

（一）样品制备

称取液体饮料 10.000g，放入 25mL 容量瓶中，水浴加热搅拌除去二氧化碳和乙醇，用氨水（1+1）调 pH 至 7.0，加水定容至刻度，经滤膜过滤，备用。

（二）标准系列溶液配制

分别取山梨酸标准储备溶液 0.00，2.00，4.00，8.00，16.00，32.00mL 于 100mL 的容量瓶中，加水定容至 100mL，即得山梨酸含量分别为 0.000，0.020，0.040，0.080，0.160，0.320mg/mL 的标准系列溶液。

（三）色谱参考条件

色谱柱：C_{18} 柱，250mm×4.6mm×5μm 不锈钢柱；
流动相：甲醛乙酸铵溶液（5+95）；
流速：1mL/min；
波长：230nm。

四、测定

1. 标准曲线的绘制：从低浓度到高浓度分别将标准系列溶液 10μL 注入高效液相色谱仪进行分离，以标准溶液峰的保留时间为定性依据，同时以标准溶液的

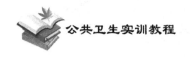

浓度为横坐标，相应的峰面积为纵坐标，绘制标准曲线图，并计算回归方程。

2．样品的测定：在相同色谱条件下，取样品制备液 10μL 注入高效液相色谱仪进行分离，记录山梨酸的峰面积，带入标准曲线方程，得出样品处理液中山梨酸的含量。

五、结果与评价

样品中山梨酸的含量按下式计算

$$X = \frac{C \times V \times 1000}{m \times 1000}$$

式中：X 为样品中山梨酸的含量，g/kg；C 为由标准曲线得出的样品处理液中山梨酸的浓度，mg/mL；V 为样品定容体积，mL；m 为样品质量，g。

计算结果保留两位有效数字。

【实验考核】

根据实验结果填写表 1、表 2 和表 3。

表 1　山梨酸测定考核标准

项目	评分标准	得分
仪器使用	开关操作（10 分）	
	准确使用仪器（20 分）	
实验操作	准确取样（10 分）	
	准确操作测定（10 分）	
	移液器操作（10 分）	
结果与评价	准确、完整报告结果（20 分）	
合计	80 分	

表2 实验行为评价表

项目	评价内容	评分等级		
		好	中	差
仪容仪表	着装整洁，精神饱满	4	3	2
学习态度	工具齐备，操作积极主动，态度认真	6	4	2
严谨观念	尊重数据，实事求是，爱护环境	6	4	2
遵守纪律	遵守守则，不迟到、早退，不随意离开实训室	4	3	2
合计		20	14	8

表3 实验成绩综合评价表

姓名	技能评价（80%）			行为评价（20%）			总分
	自评	小组评	教师评	自评	小组评	教师评	

【实训报告】

1. 对实验中观察到的现象进行分析讨论。
2. 对实验误差进行分析。

第四章　综合设计型实验

实验 8　一氧化碳中毒的监测与评价

【学习情境】

患者女性，李某，12 岁，于 2019 年 2 月 18 日 22 时 45 分收入地方医院。患者于入院前 1h 被家人发现卧倒在冲凉房里。当时患者意识不清，呼之不应，无肢体抽搐，无恶心、呕吐，患者呈昏迷状。送至当地医院后，患者在发生四肢抽搐，及二便失禁。因此，予导尿、输液、气管切开等对症处理。诊断：一氧化碳中毒（重度），为求进一步治疗，患者于 2019 年 2 月 19 日转入我院。患者目前查体：神志清醒，双侧瞳孔 4.0mm，对光反射消失，T36.5℃，P110 次/分，BP110/62mmHg，血氧饱和度 100%。入科后予每日行高压氧，防治脑水肿，营养支持等疗法。我们如何模拟监测，并进行分析。

【实训目标】

1. 培养学生学会获取、处理信息的基本能力，通过查阅文献资料，撰写文献综述并运用到实践中。

2. 培养学生的科研能力，通过课题设计、开题报告、预试验、正式试验、资料处理分析与总结（论文撰写），掌握科学研究的基本程序。

3. 培养学生的创新思维能力，通过科学研究，领悟前人的经验积累及尚待解决的问题及改进、创新的思路。

4. 培养学生的协作、团队精神，科研成果的取得是靠集体的智慧，所以合作伙伴间的密切配合、互相谦让、理解特别重要，为走入社会打下良好基础。

【实训学时】

8 学时。

【实训准备】

1. 环境准备。整洁、光线适宜、通风良好。
2. 操作者准备。衣帽整洁，举止端庄。
3. 用物准备。笔、本等。

【实训步骤】

1. 教师通过案例引导，将学生分为 2 组，并按实训内容要求，完成实训报告。教师巡视各组活动过程并进行指导。
2. 教师评价。各组选派代表展示作品成果，最后教师总结评价。
3. 作业布置。

【实训内容】

（一）室内空气一氧化碳（CO）检测

1. 查阅文献资料并简要综述，了解测定空气中 CO 浓度的意义，掌握其测定方法。
2. 课题设计（包括立题依据、国内外研究现状、可行性分析、技术路线、研究基础、研究进度、人员组成及经费预算）。
3. 测定方法的选择：选择两种或两种以上测定空气中 CO 浓度的方法（例如 CO 的直接进样——气相色谱法、不分光红外线吸收法以及传感器检测法等），对

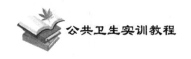

各种测定方法原理要了解清楚，落实方法所需仪器、试剂等物质条件本实验室是否可以满足。

4. 地点的选择：CO 在空气中无处不在，要选择有代表性、有意义的场所（例如工厂、车间内外、居室内外、候车室、娱乐场所、公共场所内外等）。

5. 测定方法的预实验：为保证实验结果的可靠，正式实验前必须按设计进行全面的预实验，对方法的可靠性、准确性、科学性及稳定性进行考核，考虑测定方法的取舍。

6. 依据预实验的提示完善设计并按设计步骤进行正式实验。

（二）血中碳氧血红蛋白（HbCO）的测定

1. 查阅文献资料并简要综述，了解测定血中 CO 浓度或 HbCO 浓度的意义，掌握其测定方法。

2. 课题设计（包括立题依据、国内外研究现状、可行性分析、技术路线、研究基础、研究进度、人员组成及经费预算）。

3. 测定方法的选择：选择两种或两种以上测定血中 CO 浓度或 HbCO 浓度的方法（对各种测定方法原理要了解清楚，落实方法所需仪器、试剂等物质条件本实验室是否可以满足）。

4. 不同特征人群的选择：CO 极易与血红蛋白结合形成碳氧血红蛋白，要选择有代表性有意义的人群（如工厂工人、居民、候车室工作人员、娱乐场所工作人员、吸烟者等）。

5. 测定方法的预实验：为保证实验结果的可靠，正式实验前须按设计进行全面的预实验，对方法的可靠性、准确性、科学性及稳定性进行考核，考虑测定方法的取舍。

6. 依据预实验的提示完善设计并按设计步骤进行正式实验。

【实训考核】

根据实训结果填写表1、表2和表3。

表1 居家患者的消毒指导考核标准

项目	评分标准	得分
室内空气一氧化碳检测	1. 文献综述、课题设计书（10分）	
	2. 测定方法的比较和改进的具体方法（10分）	
	3. 实验记录（20分）	
血中碳氧血红蛋白的测定	1. 文献综述、课题设计书（10分）	
	2. 测定方法的比较和改进的具体方法（10分）	
	3. 实验记录（20分）	
合计	80分	

表2 实验行为评价表

项目	评价内容	评分等级		
		好	中	差
仪容仪表	着装整洁，精神饱满	4	3	2
学习态度	操作积极主动，态度认真	6	4	2
严谨观念	爱护设备、操作规范	6	4	2
遵守纪律	遵守守则，不迟到、早退	4	3	2
合计		20	14	8

表3 实验成绩综合评价表

姓名	技能评价（80%）			行为评价（20%）			总分
	自评	小组评	教师评	自评	小组评	教师评	

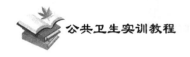

【实训报告】

1. 提交与本研究有关的文献综述（简要）课题设计书。

2. 空气中 CO 浓度测定方法的比较和血中 CO 浓度或 HbCO 浓度测定方法的比较。同样地点、同样条件、不同的测定方法，其灵敏度的分析、测定数值的波动范围、测定方法间数据的相差倍数以及统计学处理分析。

3. 各种测定方法的优缺点以及需要改进的具体方案等。

4. 要求学生的总结报告要按科学论文的格式书写。例：文题、作者姓名、单位、中英文结构式摘要（目的、方法、结果、结论）、关键词、前言、材料与方法、结果与分析、结论、参考文献等。

5. 学生在进行实验过程中，各种完整的原始实验记录。

实验 9 青少年近视现况调查

【学习情境】

当今，近视已成为全世界关注的严重的公共卫生问题。近年来，全球近视和高度近视的患病率不断增加，2020 年全球全年龄段人群近视率达到 34.0%，已经成为当今世界范围内发病率最高的眼病之一。尤以青少年最为突出，越来越多的孩子发生了近视，据调查，2018 年中国儿童青少年总体近视率已达到 53.6%。近视不仅会影响青少年的身心健康，还会降低青少年的生活质量，导致视网膜脱落、斜视、弱视等并发症的发生。想调查学校里究竟有多少学生患了近视，并了解他们近视的原因，以便向同学们宣传近视的危害，呼吁大家珍爱眼睛，保护视力，应如何做这个调查呢？

【实训目标】

1. 能够组织实施简单的现况调查。
2. 能够根据现况调查的结果得出结论并提出相应建议。

【实训学时】

2 学时。

【实训准备】

1. 环境准备。安静、整洁、光线适宜。
2. 操作者准备。衣帽整洁，举止端庄。
3. 用物准备。多媒体、钢笔、纸。

【实训步骤】

1. 教师演示。回顾现况调查的步骤。
2. 学生讨论。学生分成小组，讨论完成实训题目。
3. 小结评价。教师巡视，及时评价矫正，最后归纳小结。
4. 布置作业。

【实训内容】

（一）明确调查目的

1. 掌握目标群体中疾病的患病率及其分布状态。
2. 描述疾病或健康状态的相关因素，提供病因线索。
3. 确定高危人群。

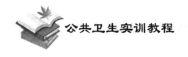
4．对疾病监测、预防接种效果及其他资料质量进行评价。

5．要体现实用性、创新性、科学性和先进性。

（二）确定研究类型和研究对象

1．普查

（1）一定时间内对一定范围内人群中每一位研究对象所作的调查。

（2）适合患病率高、疾病检验方法不复杂的疾病普查。

2．抽样调查

（1）特定时间和特定范围内，按照一定的概率或特定方法抽取有代表性的一部分人群（样本）而进行的调查。

（2）不适用于患病率过低的疾病和变异过大的资料。

（三）确定样本含量

1．样本含量的确定主要取决的因素

（1）调查结果精确性要求大小。精确性高，即容许误差小，则样本要大些。

（2）预计现患率高低。预计现患率高，则样本可以小些。

2．样本含量计算公式（计数资料）

$$N = \frac{l_a^2 pQ}{d^2}$$

式中：N 为样本数；p 为预期阳性率；Q 为 $1-p$；d 为允许误差。

（四）确定抽样方法

1．单纯随机抽样

（1）总体中每个观察单位选入样本的概率相等。常用方法有随机数字表法、抽签等。

（2）适用于抽样范围不大、内部分布均匀的资料。

2．系统抽样

（1）按照一定顺序，机械地每间隔一定数量的单位抽取一个单位。

（2）适用于总体观察单位顺序不存在周期趋势或单调增减趋势的资料。

3．分层抽样

（1）将研究对象按主要特征分为几层，然后在各层中进行随机抽样。

（2）适用于总体观察单位按某种特征分层，层与层之间差异大，而层内差异小的资料。

4．整群抽样

（1）从整体中随机抽取几个群体，然后对群体内所有个体进行调查。

（2）适用于群体间差异比较小的资料。

（五）预调查

1．正式调查前进行的小范围调查。

2．获得经验，完善调查方案。

（六）正式调查

做好质量控制，保证收集资料的完整、准时、及时。

（七）收集、整理、分析资料

1．资料收集

（1）确定研究变量：人口学资料、疾病指标、相关因素。

（2）调查表格：制定调查表格、选定调查方式（访谈、电话调查、自我管理式调查）。

（3）调查员培训。

2．资料整理

（1）核查调查问卷：项目审核、数据审核、逻辑审核。

（2）双人双录入问卷。

3．资料分析

（1）分析指标：计量资料、计数资料。

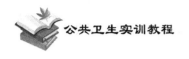

（2）分析方法：描述分布、单因素分析、多因素分析、相关回归。

（八）常见偏倚与控制

1. 选择偏倚

（1）无应答偏倚

由于各种原因对访问调查或通信调查未提供答案者称为无应答者，他们常不同于一般调查对象。如果无应答者比例很高，例如在抽样调查中达到 30%，其调查结果就可能不同于真实情况，因而产生偏倚。

质量控制措施：在调查前及调查实施过程中做好宣教工作和组织工作，从关心被调查者的健康出发，耐心地做好解释工作；结合调查工作的需要，改进调查工作方法。在拟定调查内容、制定调查表时，对调查内容必须认真考虑；调查对象因各种原因，如探亲等而在调查时未能与其会见，遇该情况时应设法补救，再次进行补查。

（2）志愿者偏倚

来自特殊群体的志愿者，其心理因素和躯体状况与非志愿者有所差别，且对研究的依从性可能优于一般人群，以该类人群的样本作为研究对象所获得的资料会明显不同于非志愿者，由此影响了结果的真实性。

质量控制措施：随机选择研究对象。

2. 信息偏倚

（1）回忆偏倚

当询问调查对象有关疾病、既往病史、个人习惯、特征或暴露史时，由于多种原因使回答不准确而引起的偏倚。

质量控制措施：当询问病人某种暴露史时，病人因自己患病而对暴露史记忆犹新，而健康人则由于不在意而遗忘。因而调查中应尽量询问近期的情况。

（2）报告偏倚

由于调查对象不愿意提供敏感性的真实情况而引起的误差。

质量控制措施：调查时应作好解释工作，尽可能消除调查对象的顾虑。

（3）观察者偏倚

在实际观察中由于观察者变异而产生的错误。此偏倚可分两种：一是由于不同观察者观察同一名调查对象的调查或检查结果存在差异所造成的错误；二是同一名观察者对不同调查对象前后两次检查或调查结果不同所造成的错误。

质量控制措施：对疾病诊断和阳性结果应有明确的标准；对参加调查和检查的人员应进行统一的培训，采用统一的标准；提高调查工作人员的水平和责任心。

（4）测量偏倚

检查器械不严谨或仪器本身不准确，试剂不符合规格或试验条件不稳定等都可引起测量误差。

质量控制措施：使用前对仪器进行标定，试验、检验方法应有详细规定并要求严格遵循。

（5）预期偏倚

调查者在调查时希望获得预期的结果，因而无意识地或有意识地收集有选择性的材料。例如，调查者希望获得"阳性"结果因而有选择性地收集资料。

质量控制措施：要求调查者具有严谨的科学作风，客观对待调查工作，以保证调查资料的真实性。

（九）完成调查报告

1．描述分析调查结果。
2．对结果进行解释。
3．提出对策或建议。

【实训考核】

根据实训结果填写表1、表2和表3。

表 1 现况调查考核标准

项目	评分标准	得分
调查目的	1．目的明确（5分）	
	2．内容完整（5分）	
研究类型和研究对象	1．研究类型恰当、可行（5分）	
	2．研究对象选择正确（5分）	
样本含量	1．公式准确（5分）	
	2．参数选择合理（5分）	
抽样	1．抽样方法选择恰当（5分）	

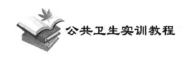

项目	评分标准	得分
	2. 现实可行（5分）	
调查方案	1. 有预调查（2分）	
	2. 方案切实可行（5分）	
质量控制	1. 指控措施全面（5分）	
	2. 指控措施可行（5分）	
调查报告	1. 正确描述调查结果（5分）	
	2. 结果解释合理（8分）	
	3. 提出切实可行的措施和建议（10分）	
合计	80分	

表2 实验行为评价表

项目	评价内容	评分等级		
		好	中	差
仪容仪表	着装整洁，精神饱满	4	3	2
学习态度	操作积极主动，态度认真	6	4	2
严谨观念	尊重数据、实事求是	6	4	2
遵守纪律	遵守守则，不迟到、早退	4	3	2
合计		20	14	8

表3 实验成绩综合评价表

姓名	技能评价（80%）			行为评价（20%）			总分
	自评	小组评	教师评	自评	小组评	教师评	

实验 10　健康教育

【学习情境】

《中国居民营养与慢性病状况报告（2020 年）》指出，居民健康意识逐步增强，部分慢性病行为危险因素流行水平呈现下降趋势。近年来，居民吸烟率略有下降，非吸烟者的二手烟暴露率由 72.4% 下降到 68.1%。饮酒者中几乎每天饮酒的比例由 25.5% 下降到 19.9%。家庭人均每日烹调用油 9.3 克，与 2015 年发布结果相比下降 1.2 克。居民对自己健康的关注程度也在不断提高，定期测量体重、血压血糖、血脂等健康指标的人群比例显著增加。广泛开展对公众的健康教育，使其自觉地养成健康行为和生活方式，对预防和控制慢性病有重要意义。全科医生小王准备为辖区内的中老年人开展一次有关慢性病防治的健康教育活动，他应该怎么做？

【实训目标】

1. 能结合健康需求，制订有关健康问题的健康教育计划。
2. 能运用多种健康教育方式，开展健康教育活动。

【实训学时】

2 学时。

【实训准备】

1. 环境准备。安静、整洁、光线适宜。
2. 操作者准备。衣帽整洁，举止端庄。

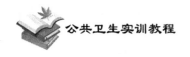

3. 用物准备。白板、白板笔、尺子、草稿纸、健康教育活动记录表等。

【实训步骤】

1. 教师演示。教师一边讲解开展健康教育活动的步骤，一边在黑板上现场示范拟订一份有关慢性病防治的健康教育计划。

2. 学生练习。教师通过案例引导，将学生分为 2 组，A 组制作健康教育宣传栏，B 组举办健康知识讲座，并按实训内容要求，完成实训报告。教师巡视各组活动过程并进行指导。

3. 教师评价。各组选派代表展示作品成果，最后教师总结评价。

4. 作业布置。

【实训内容】

（一）健康教育流程

根据《国家基本公共卫生服务规范（第三版）》设计健康教育流程（图1）。

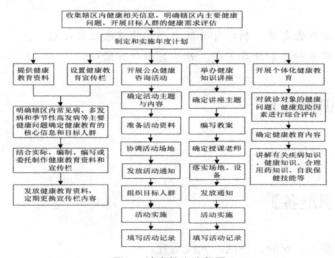

图 1 健康教育流程图

（二）健康教育需求评估

通过查阅户籍资料、居民健康档案、健康体检、问卷调查等资料，确定影响居民生活质量的健康问题，包括生理、心理、家庭、社会等健康问题，以问题的形式进行评估：

1.威胁人群的主要疾病和健康问题有哪些？

2.这些疾病或健康问题的严重程度如何？

3.哪些人群易受这些疾病或健康问题的影响？他们有什么特征？如性别、年龄、职业、文化程度、经济状况、致病行为模式等。

4.有哪些健康危险因素或行为？如环境污染、食品安全、感染、生活压力、生活方式与习惯等。

（三）选定健康教育主题

选定依据：

1.重要性。疾病或健康问题的发生的频率和危害程度。

2.有效性。通过健康教育手段能否得到解决。

3.可行性。分析社会成年人群对健康相关行为和危险因素干预的支持度和有利条件。

（四）制订健康教育计划

1.制订计划目标

具体目标：教育指标，行为目标，健康指标。

2.明确健康教育对象。

3.设计方案和措施：

做什么（健康教育内容）；何时做（时间安排）；谁来做（人员安排）；在哪里做（地点范围）；如何做（方法、步骤、技术、资料）。

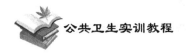

（五）健康教育实施

（六）健康教育的效果评价

【实训考核】

根据实训结果填写表 1、表 2 和表 3。

表 1　健康教育考核标准

项目	评分标准	得分
健康教育评估	评估资料全面、准确、可信（10 分）	
健康教育计划	主题选定（10 分） 目标能实现（8 分） 有长期短期目标，量化可计算（10 分） 对象明确（5 分） 方法便于操作（5 分） 计划包含的 6 要素（12 分）	
健康教育实施	严格按照计划实施，执行程度高，取得社区管理人员配合（10 分）	
健康教育评价	有信息反馈和评价方法（10 分）	
合计	80 分	

表 2　实验行为评价表

项目	评价内容	评分等级		
		好	中	差
仪容仪表	着装整洁，精神饱满	4	3	2
学习态度	操作积极主动，态度认真	6	4	2
严谨观念	实事求是	6	4	2
遵守纪律	遵守守则	4	3	2
合计		20	14	8

表 3　实验成绩综合评价表

姓名	技能评价（80%）			行为评价（20%）			总分
	自评	小组评	教师评	自评	小组评	教师评	

【实训报告】

习题 1：某中职学校，学生科老师在巡查寝室和厕所时发现学生抽烟现象普遍存在，情况非常严重。学生抽烟人数明显增加，虽男生居多，但是女生抽烟现象有上升趋势，这些学生上课无精打采，昏昏欲睡，严重影响学习效率，学校欲严厉整治，狠刹不良习气，营造健康、安全、无烟校园。请同学们针对此情况为学生科制订关于校园内控制吸烟的健康教育计划。

习题 2：全国学生体质健康调研数据表明，我国小学生近视眼发病率为 22.78%，初中生为 55.22%，高中生为 70.34%。调查报告称，国内因高度近视致盲者已达 30 多万人。因此，儿童及青少年近视的防治越来越为学生、家长及社会所关注。假如你是一名社区医生，该如何制订预防青少年近视的健康教育计划（表 4、表 5）。

表 4　健康教育计划

教育主题：
教育方法：
教育对象：
目标任务：
教育内容：
活动安排：
经费预算：
人员安排：
活动时间：
活动地点：

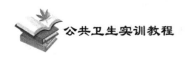

表 5　健康教育活动记录表

活动时间：	活动地点：
活动形式：	
活动主题：	
组织者：	
接受健康教育人员类别：	接受健康教育人员数：
健康教育资料发放种类及数量：	
活动内容：	
活动总结评价：	
存档材料请附后	

填表人：　　年　　月　　日

实验 11　食物中毒调查处理

【学习情境】

2018 年 10 月 30 日晚 8 时起，某区医院肠道门诊部在较短时间内，相继对 20 余名恶心、呕吐、腹部疼痛和腹泻病人进行急诊治疗。患者临床表现主要为上腹部阵发性绞痛，继之腹泻，呈洗肉水样血便，有的甚至转变为脓血便，里急后重不明显，除恶心、呕吐外，部分病人有畏寒、发热（37.5℃～40℃）、乏力、脱水等表现，个别病人出现中毒性休克、酸中毒、肌痉挛等，且每个病人不约而同诉说当晚 6 时在该区某大饭店参加亲友举办的喜庆酒席，该晚全饭店楼上楼下人山人海。小张作为该医院的值班医生，他应该做些什么？

【实训目标】

1. 能够及时准确报告食物中毒爆发事件。
2. 能够协助专业人员开展食物中毒爆发事件流行病学调查。
3. 能够诊断及治疗食物中毒患者。

【实训学时】

2 学时。

【实训准备】

1. 环境准备。安静、整洁，光线适宜。
2. 操作者准备。衣帽整洁，举止端庄。
3. 用物准备。笔、草稿纸、采集标本容器、采血器具、尿标本容器等。

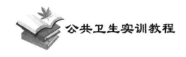
【实训步骤】

1. 教师演示。模拟食物中毒的报告与处理。
2. 学生练习。学生根据实训内容进行案例讨论和学习。
3. 小结评价。教室巡视，及时评价矫正，最后总结归纳。
4. 作业布置。

【实训内容】

（一）食物中毒报告

1.报告当地县级人民政府市场监督管理局、卫生行政部门。具备网络直报条件的要同时进行网络直报。医疗机构发现其接收的病人属于食源性疾病病人，或者疑似食源性疾病病人的，应当及时向所在地县级人民政府卫生行政部门报告有关疾病信息。

2.填写《食物中毒事故报告登记表》（表1）。

表1　《食物中毒事故报告登记表》

食物中毒事故报告登记表编号：		
食物中毒事故发生单位：		地址：
发病时间：　年　月　日__时__分		进食时间：　年　月　日__时__分
中毒人数：　　进食人数：　　死亡人数：		可疑中毒食品：
中毒表现：（在横线上打"√"或者填写具体描述） 1. 恶心　　　　2. 呕吐（次/天）　　3. 腹痛　　　4. 腹泻（次）　　5. 头痛 6. 头晕　　　　7. 发热（℃）　　　8. 脱水　　　9. 抽搐　　　10. 青紫 11. 呼吸困难　12. 昏迷 若有腹泻，腹泻物性状：①洗肉水样　②米泔水杨　③糊状　④其他 其他症状：		
救治情况：		
就诊或所处地点：		临床诊断：
主要治疗措施：		
用药情况：		

治疗效果:		
其他事项:		
报告人姓名:	工作单位:	
联系地址:	联系电话:	
处理情况记录:		
记录人签字:	记录时间: 年 月 日	

（二）食物中毒现场处理

1. 抢救患者

（1）催吐：在患者服用食物后 1～2h 内，取食盐 20g 加开水 200mL 溶化，冷却后一次喝下，如果不吐，可多喝几次，迅速促进呕吐。也可用鲜生姜 100g 捣碎取汁用 200mL 温水冲服。还可用筷子、手指或鹅毛等刺激咽喉，引发呕吐。

（2）导泻：如果患者服用食物时间超过 2～3h，可用大黄 30g 一次煎服，老年患者可用元明粉 20g，开水冲服。对老年体质较好者，也可用番泻叶 15g 一次煎服，或用开水冲服。

（3）解毒：如果是吃了变质的鱼、虾、蟹等引起的食物中毒，可取食醋 100mL 加水 200mL，稀释后一次服下。若是误食了变质的饮料或防腐剂，用鲜牛奶或其他含蛋白的饮料灌服。

（4）经上述急救，症状未见好转，或中毒较重者，应尽快送上级医院治疗。在治疗过程中，应给予病人良好的护理，尽量使其安静，避免精神紧张，注意休息，防止受凉，同时补充足量的淡盐开水。

2. 协助调查及填写《食物中毒事故个案调查登记表》（表 2）。

流行病学调查工作流程如图 1 所示。

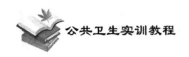

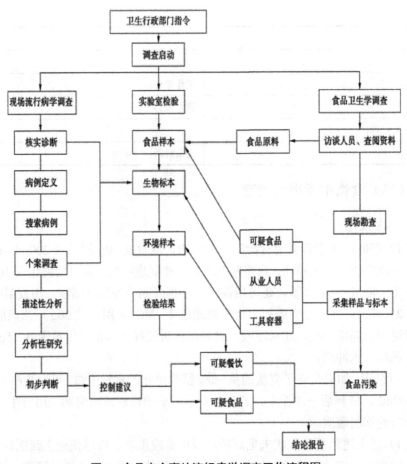

图 1　食品安全事故流行病学调查工作流程图
（引自《食品安全事故流行病学调查技术指南 2012 年版》）

表2 《食物中毒事故个案调查登记表》

食物中毒个案调查登记表

被调查人姓名： 性别： 年龄：

家庭住址： 家庭电话：

工作单位： 单位地址： 单位电话：

调查地点： 调查时间： 年 月 日 时

发病时间： 月 日 时

主要体征：(在横线上打"√"或填写具体描述,空余项打"×")

发热 （ ℃)恶心 呕吐 次/天 腹痛 腹泻 (次)头痛 头晕

若有腹痛,部位在:上腹部 脐周 下腹部 其他

腹痛性质:绞痛 阵痛 隐痛 其他

若有腹泻,腹泻 次/天,腹泻伴随体征

腹泻物性状:洗肉水样 米泔水样 糊状 其他

其他症状:脱水 抽搐 青紫 呼吸困难 昏迷

治疗情况:①治疗单位： 临床诊断： 用药情况(药物名称及剂量)：

②自行服药(药物名称及剂量)：

③未治疗：

发病前72 h内摄入的食品调查(自发病时间向前推测72 h)

进食情况	当天（ 月 日)			昨天（ 月 日)			前天（ 月 日)		
	早餐	午餐	晚餐	早餐	午餐	晚餐	早餐	午餐	晚餐
食物名称及数量									
时间									
场所									

其他可疑食品： 进食时间：

进食场所： 进食数量：

临床及实验室检验结果(没有进行临床或者实验室检验的可以不填)

样品名称及检验项目	检验结果	意义(有、无、可疑)

若实验室检验结果有意义,可疑致病因素为：

被调查人签字： 调查人(2人)签名： 调查日期： 年 月 日

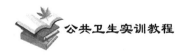

【实训考核】

根据实验结果填写表 3、表 4 和表 5

表 3　健康教育考核标准

项目	评分标准	得分
食物中毒报告	1. 明确报告责任（20 分）	
	2. 准确填写食物中毒报告登记表（40 分）	
食物中毒现场处理	1. 有效抢救患者（10 分）	
	2. 有效协助调查（10 分）	
合计	80 分	

表 4　实验行为评价表

项目	评价内容	评分等级		
		好	中	差
仪容仪表	着装整洁，精神饱满，坐姿良好	4	3	2
学习态度	操作积极主动，态度认真	6	4	2
严谨观念	实事求是、尊重客观	6	4	2
遵守纪律	遵守守则，不迟到、早退	4	3	2
合计		20	14	8

表 5　实验成绩综合评价表

姓名	技能评价（80%）			行为评价（20%）			总分
	自评	小组评	教师评	自评	小组评	教师评	

【实训报告】

　　某市疾病控制中心于 2018 年 8 月 5 日晚 8 时接到该市医院值班医生关于发生疑似食物中毒的电话报告。报告称：该医院收进了 30 余名疑似食物中毒的病人。卫生监督所值班食品卫生监督人员立即奔赴现场。监督员询问病人中毒情况，了解到本次中毒共 70 余人，都是大学同级同学，中午在海鲜酒店吃了大量海鲜。

病人均在 48h 内发病，以腹部阵发性绞痛、腹泻为主，粪便为水样便，部分病人出现洗肉水样血水便，并伴有呕吐、发烧。进一步调查发现，发病者绝大多数是男同学，女同学很少。原因是一位女同学发现凉拌海蜇皮有异味。她一说，绝大多数女同学就不吃该菜了，而男同学则不以为然。所有吃过凉拌海蜇皮的人都发病，而未吃者无一发病。查询疫情资料证明，近期当地没有类似临床特征的传染病流行。由此认为，发病前中午是中毒餐次，首例发病潜伏期 6h，大部分病人均在餐后 10h 发病，海蜇皮是可疑中毒食物。80% 的病人潜伏期为 6～10h，最短 1h，最长 48h。男同学多，女同学少。85% 的病人主要临床症状为上腹阵发性绞痛，继而腹泻，每日 5～6 次，多者达 20 次以上。粪便为水样或糊状，多数患者在腹泻后出现恶心、呕吐，体温一般为 37.5～39.5℃。回盲肠部有明显压痛。病人经 5～7d 均治愈出院。经调查，该酒店是前一日（4 日）上午从某海鲜摊点购买海蜇皮。该摊点因销售不畅，余下 20kg 蜇皮一直放在水池内（无冷藏设备），该酒店买回 10kg 海蜇皮后，又在室温下存放了 24h。因同学会就餐人数多，炊事人员只是用清水一泡，捞出后加点佐料就端上餐桌。调查时发现摊点还剩 10kg 海蜇皮，酒店还剩 5kg，已就地封存。

请填写《食物中毒事故报告登记表》并说出现场处理要点。

实验 12　居家患者的消毒指导

【学习情境】

林先生，35 岁，已婚，有一个 6 岁的儿子，2017 年 6 月 10 日因患乙型肝炎入院，经过医院治疗，症状、体征基本消失；实验室检查：HBV 抗原阳性，其余正常，医生建议出院回家观察治疗。林先生回家后，应做好哪些方面的居家消毒处理？

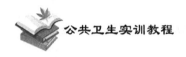

【实训目标】

1. 能正确选择居家消毒方法。
2. 能正确配制消毒液。
3. 能正确使用防护用品。

【实训学时】

2 学时。

【实训准备】

1. 环境准备。整洁、光线适宜、通风良好。
2. 操作者准备。衣帽整洁, 举止端庄。
3. 用物准备。
 （1）清洁用品：抹布、拖把等。
 （2）化学消毒物品：食醋、含氯消毒剂（漂白粉、含氯消毒片等）、量杯（或量筒）、浸泡桶或消毒碗、含氯消毒液浓度试纸。
 （3）其他消毒器具：压力锅、蒸笼、远红外线消毒箱、煮锅、紫外线灯。

【实训步骤】

1. 教师演示。回顾常用消毒方法及注意事项, 演示消毒液配制及常用消毒操作方法。
2. 学生练习。将学生分为小组练习, 每小组 5～8 人, 学生按照实训操作步骤, 配置消毒液、完成各项消毒方法的操作。
3. 小结评价。教师巡视, 及时评价矫正, 最后归纳小结。
4. 作业布置。

【实训内容】

（一）个人防护

1. 操作前后洗手或手消毒

七步洗手法操作步骤：

第一步，手掌：用流水湿润双手，涂抹洗手液（或肥皂），掌心相对，手指并拢相互揉搓。

第二步，背侧指缝：手心对手背沿指缝相互揉搓，双手交换进行。

第三步，掌侧指缝：掌心相对，双手交叉沿指缝相互揉搓。

第四步，拇指：一手握另一手大拇指旋转揉搓，双手交换进行。

第五步，指背：弯曲各手指关节，半握拳把指背放在另一手掌心旋转揉搓，双手交换进行。

第六步，指尖：弯曲各手指关节，把指尖合拢在另一手掌心旋转揉搓，双手交换进行。

第七步，手腕、手臂：揉搓手腕、手臂，双手交换进行。

备注：

（1）洗手全过程要认真揉搓双手 15s 以上；

（2）特别要注意彻底清洗戴戒指、手表和其他装饰品的部位，应先摘下手上的饰物再彻底清洁（有条件的也应清洗戒指、手表等饰物）。

2. 根据病人情况使用不同的防护用品

（1）接触病人血液、体液、分泌物（不包括汗液）、非完整皮肤和黏膜时戴手套。

（2）接触病人污染的环境及用物时戴手套。

（3）操作者手上若皮肤有破损，操作时戴手套。

（4）操作者在配制消毒液及使用消毒液消毒时戴手套。

（5）病人患空气传播疾病（肺结核等）、飞沫传播疾病（百日咳、白喉、流行性感冒、病毒性腮腺炎、流行性脑脊髓膜炎等）处于传染期时，病人及操作者应戴口罩，并与飞沫传播疾病患者之间相隔距离在 1m 以上。

（6）传染病患者在传染期，在固定区域活动。

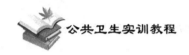

（二）居家环境的清洁和消毒

（1）打开门窗，自然通风或开启排风扇 15～30min。

（2）湿式打扫房间，整理用物。清洁用具使用后立即清洗，用 250mg/L 有效氯消毒液浸泡 30min，然后清水洗净晾干。

（3）空气消毒。

方法一：每立方米用 3～10mL 食醋，加水 2～3 倍加热熏蒸，关闭门窗 1～2h 后开窗通风。

方法二：使用空气消毒器（紫外线灯或其他空气洁净器）消毒，根据各种空气消毒器的使用说明书进行操作。

（三）居家物体表面及用具消毒

病人用物处理原则：①能一次性使用的一次性使用，使用后焚烧或填埋；②不能一次性使用的，使用后清洁消毒；③个人用品专用，单独存放。

1．地面、家具、陈列物品的消毒

配制 500mg/L 有效氯消毒液，在擦拭墙壁、床、桌、地面及厕所后再用清水擦拭。

2．餐具的清洁和消毒

方法一：流通蒸汽消毒。耐高温高压的物品放入高压锅或大蒸锅、蒸笼内，蒸汽冒出后持续消毒 20～30min。

方法二：耐高温高压的物品放入沸水中，煮沸消毒 15min。

方法三：餐具放入远红外线消毒箱内，温度达到 125℃，维持 15min。

方法四：配置 250mg/L 有效氯消毒液浸泡 30min，用清水冲洗，去除残留消毒剂后，存放在清洁密封的容器内。

3．痰杯（盂）、便器的消毒

煮沸消毒 20min 或以 1000mg/L 有效氯的消毒液浸泡 30min，清水洗净后晾干。一次性痰杯用后焚烧。

4．毛巾、脸盆消毒

使用后清洗去污，浸泡于 500mg/L 有效氯消毒剂，持续 30min，清水洗净后晾干；或煮沸消毒 30min。

5．床垫、被褥、毛毯及衣服等

（1）日光下曝晒 4～6h。

（2）接触隔离病人的衣物等可用具有消毒杀菌作用的洗涤剂，或清洗后用 250mg/L 有效氯消毒剂浸泡 30min，然后用自来水洗净、晾干。

表 1 为含氯消毒剂（泡腾片）的操作使用说明。

表 1 含氯消毒剂（泡腾片）的操作使用说明

（含氯消毒剂泡腾片规格：片重 1.25g，每片含有效氯 500mg）

消毒物品	使用浓度	投药方法	消毒方法	消毒时间	备注
脸盆、铁桶、储物罐、抹布等	125mg/L	4kg 自来水放 1 片	浸泡、擦拭	10～15min	如果无法浸泡，可擦拭，擦拭后保持 15min
毛巾、床单、拖鞋、被罩等	125mg/L	4kg 自来水放 1 片	浸泡、擦拭	10～15min	
各类水果	125mg/L	4kg 自来水放 1 片	浸泡	3～5min	流动水冲洗干净
教师、幼儿的手部	125mg/L	4kg 自来水放 1 片	浸泡、擦拭	1～3min	如有条件可用洗手液或快速免洗手消毒剂
楼梯间、桌椅、板凳、墙裙、地面及各种玩具	250mg/L	2kg 自来水放 1 片	擦拭	10～15min	
拖把、风扇、空调	250mg/L	2kg 自来水放 1 片	浸泡、擦拭	10～15min	
鱼池、厕所、垃圾桶、食堂等	500mg/L	1kg 自来水放 1 片	喷洒、擦拭	30min	保持 30min
排泄物、呕吐物、粪便、脓血	500mg/L	1kg 自来水放 1 片	浸泡、喷洒、擦拭	30min	保持 30min

（四）排泄物的消毒

肠道传染病患者的排泄物消毒如下：

1．肠道传染病的粪便加 2～3 倍量的 10%～20%漂白粉乳液；呕吐物加 1/5 量的漂白粉，搅拌均匀后加盖作用 2h，再倒入厕所。

2．伤寒病人的尿液每 100mL 加漂白粉 3g，搅匀后加盖，作用 2h。

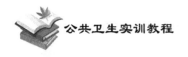

【实训考核】

根据实验结果填写表2、表3和表4。

表2 居家患者的消毒指导考核标准

项目	评分标准	得分
防护用品	1. 用品齐全，选择合理（5分）	
	2. 使用方法准确（5分）	
	3. 操作前后进行洗手或手消毒，洗手或手消毒方法准确（5分）	
消毒方法选择及原则	1. 方法选择合理（10分）	
	2. 所有消毒均在清洁基础上进行（5分）	
消毒液的配置	1. 使用量杯或量筒，能识别消毒片质量与有效含量（5分）	
	2. 按说明书规定进行操作，配制时戴手套，配置后浓度准确（10分）	
	3. 消毒时间足够（10分）	
	4. 消毒后使用清水冲净残留消毒液（5分）	
仪器使用	1. 消毒后温度降至40℃以下再开箱，防止碗盘炸裂（5分）	
	2. 紫外线消毒时人员必须离开（5分）	
排泄物、分泌物处理	消毒后排放至粪便池（5分）	
日光暴晒	经常将晒物翻动（5分）	
合计	80分	

表3 实验行为评价表

项目	评价内容	评分等级		
		好	中	差
仪容仪表	着装整洁，精神饱满	4	3	2
学习态度	操作积极主动，态度认真	6	4	2
严谨观念	爱护设备、操作规范、消毒液浓度配置准确	6	4	2
遵守纪律	遵守守则，不迟到、早退	4	3	2
合计		20	14	8

表 4 实验成绩综合评价表

姓名	技能评价（80%）			行为评价（20%）			总分
	自评	小组评	教师评	自评	小组评	教师评	

第五章 拓展创新型实验

实验 13　城市区域噪声污染现状调查与评价

【学习情境】

　　城市环境噪声，属环境中的物理因素引起的能量公害，是城市四大公害之一。我国城市环境噪声一般处于多声级。据不完全统计，城市道路交通噪声的等效声级超过 70dB 的路段占 70%；城市区域噪声也严重超标，有 66% 的面积超过 55dB，城市工业噪声和建筑工地噪声污染呈上升趋势。2018 年，某省对 12 个城市声环境进行监测（监测频次 1 次/年），结果显示：道路交通噪声平均等效声级范围为 63.3dB（A）～78.2dB（A），超过国家标准的占统计城市数的 25%，其中重度污染市，高达 78.2dB（A）；城市区域环境噪声平均等效声级范围为 50.3dB（A）～59.0dB（A），66.7% 的城市为轻度污染；功能区噪声 1 类区域（居住区）昼间噪声超过国家标准的占统计城市数的 14.3%，2 类区域（混合区）和 3 类区域（工业区）昼间噪声以及夜间噪声超过国家标准的占统计城市数的 28.6%；4 类区域（交通干线两侧）昼间噪声超过国家标准的占统计城市数的 14.3%，夜间噪声超过国家标准的占 80%。请同学们调查所在学校城市区域环境噪声污染状况并进行卫生评价。

【实训目标】

　　结合案例，使学生通过自主设计"城市区域环境噪声污染现状调查与评价"方案、具体实施并做出卫生评价，完整掌握"城市区域环境噪声污染现状调查与评价"工作的全程。训练和培养学生运用理论知识和实验技能解决实际卫生问题的能力。

【实训学时】

8 学时。

【实训准备】

1．环境准备。安静、整洁，光线适宜。
2．操作者准备。衣帽整洁，举止端庄。
3．用物准备。白板、白板笔、尺子、草稿纸等。

【实训步骤】

1．设计方案：由 4～6 人组成课题小组通过查阅文献，咨询指导教师，设计并讨论监测工作方案，确定监测方案和卫生评价方法。
2．分解任务：每位同学负责 1～2 个监测任务，获得监测数据。
3．数据整理、分析，编制检测结果表。

【实训内容】

城市区域环境噪声测量方法——普查（网格测量法）

本方法适用于调查城市中某一个区域（如居民文教区、混合区等）或整个城市的环境噪声水平，以及环境噪声空间分布的特征而进行测量。

1．测点选择

它是建立在随机样本的最小抽样率的统计基础上将普查测量的某一个区域（或整个城市），分成等距离的网格。如 250m×250m，网格数目一般应多于 100

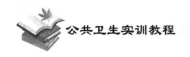

个，测量点应在每个网格中心（可在地图上做网格得到）。若中心点的位置不宜测量（如水塘、禁区），可移到临近便于测量的位置。

两个相邻点之间因距离过大或某点靠近强声源，两点等效声级差值超过 5dB，必要时也可在两测点间增加一个测点。其测量值分别与两点原测量值作算术平均值，表示两点修改后的测量值。

2．测量方法

分别在昼间和夜间进行测量，在规定的测量时间内，每次每个测点测量 10min 的等效声级，同时记录噪声主要来源（如生活、交通、施工、工厂噪声等）。

3．测量数据与评价值

将全部网格中心测点测得的昼间（或夜间）10 等效声级值作算术平均值，$\overline{L}_d$（或 $\overline{L}_a$）值表示被测量区域（或整个城市）的昼间（或夜间）的评价值。

$$\overline{L} = \frac{1}{n} \sum_{i=1}^{ad} L_{aqi} \tag{1}$$

$$\delta = \sqrt{\frac{1}{n-1} \sum_{i=1}^{a} (\overline{L} - L_{aqi})^2} \tag{2}$$

式中：$\overline{L}$ —— $\overline{L}_d$（或 $\overline{L}_a$）；

$\overline{L}_{aqi}$ —— 第 i 个网格中心点测得的昼间（或夜间）的等效声级；

δ —— 标准偏差；

n —— 网格总数。

【实训报告】

卫生评价报告主要有以下内容：

区域环境噪声源基本情况，如类型、数量、特征等；监测评价方法，如采样点、采样时间、测定的方法依据、检测结果总结表等；评价及结论，依据城市区域环境噪声标准，对调查检测结果进行相应评价，做出结论。

实验 14　土壤与城市生活环境卫生调查与分析

【学习情境】

土壤卫生是环境卫生学的主要基础知识之一，内容复杂、涉及面广。实验涉及的内容包括：了解土壤污染调查研究现状、土壤污染中的典型化学污染物及其分析方法、土壤生态平衡过程及环境生物作用、了解城市生活垃圾概况及其处理方法、城市生活污水概况及其处理方法、了解城市公共厕所现状及存在问题、卫生厕所特点及发展趋势等。请同学们调查所在学校城市土壤与城市生活环境卫生状况并进行分析。

【实训目标】

本实验目的重在培养学生自学能力、人际交往能力以及调查研究中的协调、组织工作能力、语言及文字表达能力。

【实训学时】

8 学时。

【实训准备】

1. 环境准备。安静、整洁、光线适宜。

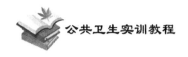

2．操作者准备。衣帽整洁，举止端庄。

3．用物准备。白板、白板笔、尺子、草稿纸等。

【实训步骤】

1．教师实验前重点讲解土壤卫生知识理论和技能。

2．由 4～6 人组成课题小组，通过查阅文献，咨询指导教师，设计并讨论调查方案，确定调查方案和卫生评价方法。

3．以课题组为单位，根据实验（调查）方案，实施实验研究或就近到街道办事处、环境卫生管理站、环境卫生科研所、垃圾卫生填埋场、污水处理厂等单位调查采访。

4．根据实验（调查）资料，结合理论知识进行整理分析，写出自己的认识、体会，提出解决问题的办法。

5．以课题组为单位，将调查报告制作成 PPT 文件，进行课堂交流讨论，每组推选一个同学为代表，发言时间不超过 10 分钟，同组其他同学补充；汇报后别组同学提问，也可提出不同的看法，适当进行辩论。教师引导和调控讨论情况，也参与提问、讨论，并提出建议。

6．教师总结答疑，重点讲解设计、调查、讨论、汇报及交流中存在的主要问题，总结本单元学习情况（收获及存在问题），学生以不记名的书面形式对本单元的教学效果进行评估。

【实训内容】

（一）实验设计要求

1．选题。在参考题目中选择或自拟选题，查阅相关文献，着重了解现状，尤其是进展、存在的问题和值得进一步研究的问题，进一步研究需要的资料、指标、设施等条件，结合可以利用的条件，确定实验（调查）题目及实验（调查）目的。注意摘录文献主要观点、方法，记录文献出处，整理成简单的文献综述。

2．设计。参照毕业实习开题报告格式，拟定实验（调查）方案。主要包括实验（调查）的必要性、可行性，实验（调查）目的、内容（含关键指标）、方法、技术路线、时间或进度安排，可能遇到的问题及对策、需要的条件及经费预算、实验的特色或创新之处、参考文献等。

3．实施。利用教学安排时间，按课题组实施实验（调查）方案。注意实验室规程及安全，注意外出交通安全，保持通讯联系。注意观察调研中关键现象的影、音及文字证据。

4．书面报告每人一份，作为一次平时成绩。再以课题组为单位制作一份PPT文件（注明课题组成员及分工），进行课堂汇报、交流、答辩。

（二）选题参考

1．土壤中的动物及其在土壤生态平衡中的作用。

2．土壤中的污染物（危害、检测等研究进展）。

3．土壤净化（或土壤生态修复）技术进展。

4．某市的厕所现状及其问题。

5．卫生厕所研究进展。

6．某市垃圾处理现状及问题。

7．某市污水处理现状及问题。

8．环境内分泌干扰素研究进展。

9．土壤重金属污染研究进展。

【实训报告】

按实训要求撰写。

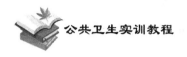

实验 15　肥胖——感情惹的祸（PBL）

【实训目标】

面对病案中列出的各种问题，学生要明确自己要查找的目标知识与信息，并在课外时间通过查阅有关书籍、杂志、文献或网络信息获取问题解答所需的新知识与新信息。本实验目的重在突出学生的独立自学能力、创新思维能力、知识整合分析能力的培养。

【实训学时】

4 学时。

【实训准备】

1. 环境准备。安静、整洁，光线适宜。
2. 操作者准备。衣帽整洁，举止端庄。
3. 用物准备。白板、白板笔、尺子、草稿纸等。

【实训步骤】

1. 针对案例学生之间围绕重要问题自我主持、相互交流、相互讨论、自我评价。
2. 教师的主要职责是辅助学生选择那些有价值的参考资料和技术信息，合理调动、组合各种知识和技术资源，指导、启发学生把注意力集中到解决问题上，并适当控制课堂教学进度和问题的难度。教师鼓励学生大胆实践，大胆交流，建立自信，逐步培养解决临床实际问题的思维和能力。教师在案例讨论过程中进行点评，尤其对于团队合作、批判精神、逻辑思维等方面予以点评。

【实训内容】

第一幕（2 学时）

患者陈某，男，40 岁，公司职员。患者自述一年前经历家庭感情危机，为走出感情困扰，常常暴饮暴食。半年以来自觉身体渐趋肥胖，精力消退，工作易疲乏，口渴易饥、食欲亢进，并出现腹胀便秘、全身乏力、心悸气短、多汗、嗜卧思睡、情绪抑郁等症状。前来健康咨询。

第二幕（1 学时）

查体：发育正常，体态臃肿，身高 166cm，体重 98.5kg，BMI35.7，呼吸 20 次/分，血压 80/130mmHg，心率 98 次/分。有肥胖家族史，无心、肺、肾病和糖尿病及其他内分泌疾病及家族史。

第三幕（1 学时）

血液检查：空腹血糖 5.53mmol/L，血浆甘油三酯水平 3.51mmol/L，血浆胆固醇水平 6.89mmol/L，高密度脂蛋白 1.74mmol/L，低密度脂蛋白 2.36mmol/L，餐后 2 小时血糖 7.10mmol/L；皮质醇节律监测正常；性激素、甲状腺激素检测正常。

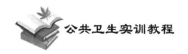

实验 16　面无血色的青春少女（PBL）

【实训目标】

面对病案中列出的各种问题，学生要明确自己要查找的目标知识与信息，并在课外时间通过查阅有关书籍、杂志、文献或网络信息获取问题解答所需的新知识与新信息。本实验目的重在突出学生的独立自学能力、创新思维能力、知识整合分析能力。

【实训学时】

6 学时。

【实训准备】

1．环境准备。安静、整洁、光线适宜。
2．操作者准备。衣帽整洁，举止端庄。
3．用物准备。白板、白板笔、尺子、草稿纸等。

【实训步骤】

1．针对案例，学生之间围绕重要问题自我主持、相互交流、相互讨论、自我评价。

2．教师的主要职责是辅助学生选择那些有价值的参考资料和技术信息，合理调动、组合各种知识和技术资源，指导、启发学生把注意力集中到解决问题上，并适当控制课堂教学进度和问题的难度。教师鼓励学生大胆实践，大胆交流，建立自信，逐步培养善于解决临床实际问题的思维和能力。教师在案例讨论过程中进行点评，尤其对于团队合作、批判精神、逻辑思维等方面予以点评。

【实训内容】

第一幕（2 学时）

患者李某，女，22 岁，大学生。因头晕、乏力一年余，加重伴昏倒半年入院。患者一年多来时常感觉头晕、乏力，但不影响生活和学习，近半年症状加重，并伴有无原因的晕倒 3 次，未经诊治。平时食欲尚可，大便经常黑色。无肝炎、结核等传染病史，无药物过敏史，无烟酒嗜好。月经每月一次、色红、量中等。家族中无同类病患者。

第二幕（2 学时）

入院后查体：T37.2℃、P98 次/分、R18 次/分、BP98/62mmHg，面色、口唇、眼结膜和指端苍白，心肺未发现异常，肝脾无肿大。辅助检查，血常规：RBC8×10^{12}/L、Hb56g/L、WBC5.5×10^9/L、PLT290×10^9/L，尿常规正常，大便潜血试验阳性，心电图正常、肝肾功能正常、空腹血糖正常。

第三幕（2 学时）

血生化检查结果：血清铁含量减少。胃镜检查结果：胃黏膜糜烂、溃疡，见出血点。骨髓常规检查结果：红细胞体积小，中晚幼红细胞增生活跃，粒细胞系统和巨核细胞系统正常。

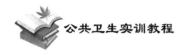

实验 17 致命的泰国之旅（PBL）

【实训目标】

面对病案中列出的各种问题，学生要明确自己要查找的目标知识与信息，并在课外时间通过查阅有关书籍、杂志、文献或网络信息获取问题解答所需的新知识与新信息。本实验目的重在突出学生的独立自学能力、创新思维能力、知识整合分析能力。

【实训学时】

4学时。

【实训准备】

1. 环境准备。安静、整洁、光线适宜。
2. 操作者准备。衣帽整洁，举止端庄。
3. 用物准备。白板、白板笔、尺子、草稿纸等。

【实训步骤】

1. 针对案例，学生之间围绕重要问题自我主持、相互交流、相互讨论、自我评价。
2. 教师的主要职责是辅助学生选择那些有价值的参考资料和技术信息，合理调动、组合各种知识和技术资源，指导、启发学生把注意力集中到解决问题上，并适当控制课堂教学进度和问题的难度。教师鼓励学生大胆实践，大胆交流，建立自信，逐步培养善于解决临床实际问题的思维和能力。教师在案例讨论过程中进行点评，尤其对于团队合作、批判精神、逻辑思维等方面予以点评。

【实训内容】

第一幕（2 学时）

主诉：头痛、发热 1 天。

现病史：患者，男，35 岁，吉林汪清人。2019 年 4 月 20 日前往泰国旅游，在当地住宿两夜，于 4 月 29 日返回汪清。5 月 7 日出现头痛、发热等症状，到当地医院求治，医院按普通感冒诊治，病情未见好转。5 月 10 日，出现嗜睡，继而出现昏迷。为进一步明确诊断，遂转上级医院治疗。

第二幕（1 学时）

上级医院以"发热、颅内感染待查？"收治。入院后查体：体温 39℃，脑部 CT 扫描无异常，电解质偏高。患者经先锋霉素、速尿、肾上腺皮质激素等药物治疗后无效。5 月 12 日上午，患者出现黑尿热。

第三幕（1 学时）

患者出现黑尿热后，立即进行血液检查，恶性疟原虫阳性（+++）。下午给予蒿甲醚 160mg 注射，病情未见好转，于当天午夜死亡。

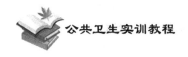

实验 18　医院感染案例分析

【实验目标】

1. 通过实习掌握医院感染的定义、熟悉种类及产生原因。
2. 掌握医院感染的预防和控制措施。

【实训学时】

4 学时。

【实训准备】

1. 环境准备。安静、整洁、光线适宜。
2. 操作者准备。衣帽整洁，举止端庄。
3. 用物准备。白板、白板笔、尺子、草稿纸等。

【案例分析与讨论】

案例一　某医院一起 H_1N_1 感染暴发案例分析

　　某医院收治一例患儿 A，女，9 岁，于 2009 年 8 月 11 日因 "左锁骨血管瘤术后复发" 住院。该患儿是随其父亲（B）和祖父（C）从浙江义乌乘火车至该院的，当晚由 C 陪护。8 月 12～13 日由 B 陪护，期间父女均有间歇性咳嗽，自觉有发热。陪护期间 B 有到病区灌肠室冲调牛奶史。该患儿住院之前（2009 年 8 月 7 日）有咳嗽、咳痰症状，体温不详。

　　8 月 14 日，同病房 35 和 32 床 2 位陪护开始发热。17 日 A，B 经检测确诊为 HN 感染，C 也有流感样症状但未采样检测。病区护士（L），8 月 11～15 日值夜班，8月12日出现咽喉发痒，咳嗽症状，8月16日体温37.90℃，8月17日确诊。其他病例发病时间分布依次是8月11日1例、12日2例、13日1例、14日5例、15日16例、16日5例、17日4例，因疫情17日关闭病区后，未再出现新发病例。在13间病房中，9间出现病例。其中最多为13例/间（其中8例陪护）。另外，护士1例，医师5例。

8月16～17日，共检测25份标本，12例检出甲型 H_1N_1 流感病毒核酸阳性（患儿7例，陪护1例，医师3例，护士1例），甲型和乙型季节性流感阴性。

问题1：从案例资料来看，是否能判定这是一起医院感染？依据是什么？

问题2：如果为医院感染，此案例属于哪一类型？依据是什么？

问题3：根据此案例内容，请你总结一下医院感染的主要特点。

案例二

为了解某医院的医院感染情况，某医院2008年7月2日0：00～24：00间全部住院患者（包括当日出院患者，不包括当日入院患者）进行调查，涉及15个临床科室。调查结果如下：全院共有住院患者497例，实际调查493例，实查率99.20%。发生医院感染32例，35例次，医院感染现患率为6.49%，例次现患率为7.1%。

医院感染现患率高的科室为中心ICU（40.00%）、神经内科（21.62%）和神经外科（12.50%）。中心ICU现患率明显高于平均水平，调查当日患者数（5人），发现患者住院时间较长、侵入性操作多、无单独的隔离室、医护人员少。医院感染部位前2位依次是下呼吸道（65.71%）和泌尿道（11.43%）。

493例患者调查中，202例使用了抗菌药物，抗菌药物使用率为40.97%。其中治疗性用药114例（56.43%），预防性用药45例（22.28%），治疗+预防性用药43例（21.29%）。单一用药139例（68.81%），二联用药61例（30.20%），三联用药2例（0.99%）。

493例患者中，长期卧床131例（26.57%），手术110例（22.31%），泌尿道插管60例（12.17%），肿瘤29例（5.88%），糖尿病20例（4.06%），留置引流管15例（3.04%），植入人工装置11例（2.23%），使用呼吸机8例（1.62%）。

对该院感染部分病例进行病原学检测，共检出病原菌40株，其中肺炎克雷伯菌8株，铜绿假单胞菌7株，鲍曼不动杆菌6株，金黄色葡萄球菌4株，白假丝

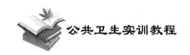

酵母菌3株,嗜麦芽窄食单胞菌和大肠埃希菌各2株,阴沟肠杆菌、产气肠杆菌、鲁氏不动杆菌、荧光假单胞菌、鲍氏志贺菌I型、霉菌、施氏葡萄球菌、产气荚膜梭菌各1株。

问题1:根据以上资料,分析该医院感染的特点。

问题2:根据以上医院感染患者的分布,分析医院感染存在的危险因素。

问题3:肺炎克雷伯菌、铜绿假单胞菌、鲍曼不动杆菌、金黄色葡萄球菌均是耐药性比较高的细菌,这为我们医院感染的控制提供了什么启示?

第六章　应急技术与案例分析

实验 19　急性传染病类公共卫生事件应急处理

【学习情境】

突发急性传染病是常见的一类突发公共卫生事件，了解该类事件的应急处理程序及要求是预防医学专业学生的一项基本技能。传染病突发公共卫生事件是常见突发公共卫生事件之一，由于这类事件容易引起蔓延，因此在突发事件发生时能快速有效应对和处理就显得尤为重要。而在突发公共卫生事件发生的前期，应急模拟是保证突发公共卫生事件能有效应对的一个重要方法。

【实验目标】

通过对一起传染病突发公共卫生事件的案例进行讨论，使学生熟悉急性传染病暴发调查过程；通过模拟演练，使学生掌握急性传染病事件应急处理工作程序及技术要求，训练学生应急组织协调能力。

【实训学时】

8 学时。

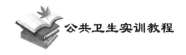

【实训准备】

1. 环境准备。安静、整洁、光线适宜。
2. 操作者准备。衣帽整洁,举止端庄。
3. 用物准备。白板、白板笔、尺子、草稿纸等。

【案例分析与讨论】

(一)案例分析

2018 年 5 月 15 日至 6 月 3 日,某区数所学校发现学生中陆续出现原因不明的发热、纳差、全身不适、乏力,部分人巩膜黄染的病例。学校意识到问题后立即向区疾病预防控制中心(CDC)报告。

问题 1:接到疫情报告后,应采取什么措施?

问题 2:现派你去现场调查处理这起疫情,调查的目的是什么?

问题 3:针对这次疫情调查,应该收集哪些资料?

问题 4:根据学生临床表现,初步诊断是什么?如何确诊?

经调查,该区共 60 万人,小学 19 所,中学 13 所。根据病人临床表现,初步诊断为甲型肝炎。此次甲型肝炎的发生主要集中在小学,累及 5 所,共有学生 1.2 万人,发现病人 124 例。

该区中小学校均提供桶装矿泉水作为学生饮用水。据调查,桶装矿泉水的供应厂家不统一,由学校自行安排。发生这次疾病的 5 所小学饮用的矿泉水由 3 家公司提供,这 3 家公司同样对其他学校也提供了矿泉水。对这 3 家公司供应的桶装矿泉水进行检查,其浊度、细菌总数、大肠菌群、霉菌和酵母及致病菌等指标均符合国家卫生要求。

问题 5:根据上述调查,你认为是否有可能为水型流行?为什么?

进一步调查得知该区学校为方便学生学习,自 2018 年 4 月 1 日起实施校内午托,由社会餐饮公司为该区学校供应午餐,约 2/3 的学生在校就餐。发生疫情的 5 所小学均由同一供餐公司提供午餐。

问题 6:结合甲肝可能的传播途径,还需要做哪些工作才能判断此次爆发的原因？

按班级、性别作为匹配条件进行 1：1 匹配病例对照研究，整理结果见表 1、表 2。

表 1　甲肝组与对照组在校用餐情况

在校用餐情况	甲肝组	对照组	合计
是	101	56	157
否	23	68	91
合计	124	124	248

表 2　对照组在校用餐情况

在校用餐情况		对照组		合计
		在校用餐	不在校用餐	
对照	在校用餐	36	20	56
	不在校用餐	65	3	68
合计		101	23	124

问题 7：分别对表 1 和表 2 的资料进行统计学检验，并计算关联程度的大小和 95% 可信区间。用哪一类分析方法更合适些？为什么？

对供餐公司进行调查，发现该公司操作间卫生条件差，公司员工健康证不齐全，新增员工 5 人中有 2 人上岗时尚未办理健康证，其中凉菜部一名员工于 4 月中旬确诊患甲肝，5 月陆续有 3 名员工确诊甲肝，患病员工未再上岗工作。

问题 8：结合表 1 和表 2 资料，请推断是否可能由食物引起此次甲肝暴发？

问题 9：为控制这次疫情，各应急小组应采取何种控制措施？

（二）模拟演练内容

以某县 CDC 接到某卫生院报告 1 名怀疑为感染高致病性禽流感的病人为例，模拟演习接到报告后各项应急程序和处置措施：应急响应程序、现场指挥调度；疫点的消毒处理过程；现场流行病学调查；样品的采集与处理操作等内容。

1．教师对学生进行分组，组成突发公共卫生事件应急处理小组

（1）疫情控制演练指挥组职责：负责本次演练的组织领导，制定应急演练方

• 101 •

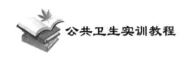

案，指挥各组实施演练，组织对应急演练进行评价和总结，以及负责应急演练全程指挥。

（2）流行病学调查组职责：组织开展流行病学调查，追踪调查密切接触者，拟定隔离观察方案，并确定隔离观察对象，落实相关措施。

（3）现场检验组职责：标本采集、运输、保藏并进行检测。

（4）消杀组职责：及时对疫点、疫区范围内包括患者的住所、工作场地、转运车辆等进行消毒处理及终末消毒。

（5）健康教育组职责：悬挂演练横幅及张贴安民告示书，避免引起社会恐慌。利用多种形式开展卫生宣传和健康教育，向群众宣传普及防控知识，以增强群众的防病意识。

（6）后勤保障组职责：负责演练人员、防护装备、消毒药品和器材的准备、调度及保障。

（7）信息组职责：演练信息的收集、整理、汇总、储存。

2．应急响应

（1）疫情的发现与报告

①要点：接到疫情报告后，接报人员按照相关规定和要求用电话向有关部门报告，并做好记录。

②要求：熟悉收集疫情信息应包括的主要内容；熟悉上报疫情的要求；掌握接到报告后的处理程序。

（2）指挥系统及物质保障

①要点：包括人员、装备、个人防护用品的准备。抽调现场处置人员，做好物资、交通、技术准备。

②要求：了解禽流感应急处理的指挥系统要求，熟悉应急处理应准备的物质和技术准备。

（3）应急处置现场

①要点：抵达现场后，立即行动开展疫情控制工作，包括警戒隔离区域设置、消毒、现场流行病学调查、样本采集、宣传教育等。

②要求：了解如何布置警戒线、开辟清洁区、掌握个人防护着装卸装、疫点消毒、现场流行病学调查、样本采集等基本应急技能。

③现场处理步骤：

A．集合由流行病学、检验、消杀、健康教育等技术人员组成的现场调查组，

赶赴禽流感疫情现场。在进入现场前作好个人防护。步骤如下:

步骤 1:戴帽子,注意双手不接触面部;

步骤 2:穿防护服;

步骤 3:戴口罩;

步骤 4:戴上防护眼镜;

步骤 5:穿上鞋套或胶鞋;

步骤 6:戴上手套,将手套套在防护服袖口外面。

B. 进入现场后工作流程

a. 流行病学组布置警戒线,划分清洁区、污染区、疫点,用比较醒目带红旗的绳线标明。

b. 现场流行病学调查。开展流行病学调查,填写《人禽流感病例个案调查表》,追溯可能的感染来源;追踪调查密切接触者,拟定隔离观察方案,对病例的家属以及家禽进行隔离观察;将调查结果及时向专家诊断组汇报,同时进行网络直报。

c. 首次疫区消毒,对道路及各种物品进行消毒。对污染场所、物品进行消毒处理。

d. 检验人员采集样品。现场流行病学调查完毕后,检验人员采集密切接触者血液和口咽拭子标本。

口咽拭子采集:用无菌棉棒擦拭咽后壁部位,但不要触及舌部。标本采完后,迅速将棉棒放入装有病毒保存液、带垫圈的螺口塑料冻存管中,在靠近顶端处折断棉棒,旋紧塑料管的盖子,在 48h 内冷藏运输到实验室。

咽漱液:用 10mL 不含抗生素的采样液漱口。漱口时让患者头部微后仰,发"噢"声,让洗液在咽部转动。然后将咽漱液收集于 50mL 无菌的螺口塑料管中。无条件的可用平皿或烧杯收集咽漱液并转入 10mL 螺口采样管中。

标本采集完毕后,进行唯一性样品标识标记,放入可封性无菌塑料袋内,封口,加无菌外包装,以备转运。填写标本登记表,放入可封性无菌塑料袋内,封口,加无菌外包装,以备带回实验室。

e. 卸载个人防护用品。

步骤 1:现场流行病学调查和采样人员将现场流行病学调查表和采集的标本分别装入洁净的黑色塑料袋中,封口,转运。然后将戴手套的双手浸泡在 0.2%过氧乙酸溶液中消毒 3 分钟。

步骤 2:摘下防护镜,放入消毒液中。

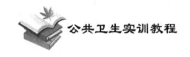

步骤 3：解防护服。

步骤 4：摘掉手套，一次性手套应将里面朝外，放入黄色医疗废物收集袋中，橡胶手套放入消毒液中。

步骤 5：脱掉防护服，将里面朝外，放入污衣袋中。

步骤 6：脱下鞋套或胶鞋，将鞋套里面朝外，放入黄色医疗废物收集袋中，将胶鞋放入消毒液中。

步骤 7：摘口罩，一手按住口罩，另一只手将口罩带摘下，放入黄色医疗废物收集袋中，注意双手不要接触面部。

步骤 8：将手指反掏进帽子，将帽子轻轻摘下，里面朝外，放入黄色医疗废物收集袋中或污衣袋中。

步骤 9：洗手、消毒。

f. 终末消毒：流行病学调查和检验人员撤出现场后，消毒人员进行终末消毒。消毒人员对禽舍、厕所和病人家的地面、墙壁、门窗、动物的排泄物、餐具、家用物品、家具等进行有效消毒，指导病员家庭进行消毒。消毒完毕后，消毒人员撤离现场。

g. 健康教育：开展卫生宣传与健康教育，向群众宣传普及防控知识，以增强群众防范意识。

h. 现场清理，撤队。

（4）评估总结。

实验 20　群体性不明原因疾病的应对与处理

【学习情境】

群体性不明原因疾病是指一定时间内（通常是指 2 周内），在某个相对集中的区域（如同一个医疗机构、自然村、社区、建筑工地、学校等集体单位）内同时或者相继出现 3 例及以上相同临床表现，经县级及以上医院组织专家会诊，不能诊断或解释病因，有重症病例或死亡病例发生的疾病。群体性不明原因疾病具有临床表现相似性、发病人群聚集性、流行病学关联性、健康损害严重性的特点。原卫生部（现国家卫生和计划生育委员会）印发的《群体性不明原因疾病应急处置方案》（试行）中将该类事件分为三级：Ⅰ级，特别重大群体性不明原因疾病事件，在一定时间内，发生涉及两个及以上省份的群体性不明原因疾病，并有扩散趋势；或由国务院卫生行政部门认定的相应级别的群体性不明原因疾病事件。Ⅱ级，重大群体性不明原因疾病事件，一定时间内，在一个省多个县（市）发生群体性不明原因疾病；或由省级卫生行政部门认定的相应级别的群体性不明原因疾病事件。Ⅲ级，较大群体性不明原因疾病事件，一定时间内，在一个省的一个县（市）行政区域内发生群体性不明原因疾病；或由地市级卫生行政部门认定的相应级别的群体性不明原因疾病事件。

群体性不明原因疾病发生后，首先应根据已经掌握的情况，尽快组织力量开展调查，分析、查找病因。现场调查与病因分析包括：群体性不明原因疾病的核实与判断、病例调查及分析、提出病因假设、验证病因、判断和预测。

【实验目标】

通过案例讨论使学生熟悉群体性不明原因疾病概念，掌握群体性不明原因疾病的调查方法。

【实训学时】

8 学时。

【实训准备】

1. 环境准备。安静、整洁、光线适宜。
2. 操作者准备。衣帽整洁，举止端庄。
3. 用物准备。白板、白板笔、尺子、草稿纸等。

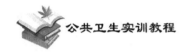

【案例分析与讨论】

2019 年 3 月 16 日上午，某中学发生了一起群体性突发事件，3 月 16 日上午 9 时 30 分出现首例病例，10 时 30 分至 13 时，发病人数达到高峰，至 17 日 12 时，共有 192 人就诊。主诉：头昏、恶心、头痛、腹痛、呕吐、腹泻（未见排泄物），原因不明。

问题 1：县疾病预防控制中心接到报告电话后，应该采取什么措施？

问题 2：对不明原因疾病现场进行处置时，应该做好哪些准备？

问题 3：现场调查的步骤是什么？

问题 4：对不明原因疾病进行初步核实时要核实哪些内容？

通过对 192 名就诊学生个案资料统计显示，男 100 人，女 92 人，年龄最大 16 岁，最小 12 岁。头昏 87 例（45.3%）、恶心 111 例（57.8%）、头痛 87 例（45.3%）、腹痛 57 例（29.7%）、呕吐 19 例（9.9%）、腹泻 12 例（6.3%）；症状较明显的仅 13 例并全部住院治疗，其余在门诊对症治疗。病程 7 天，无死亡病例发生。潜伏期最短 10min，最长 7h，平均潜伏期 70min。

问题 5：这起事件属于哪一级群体性事件？

问题 6：请根据上述资料提出寻找病因线索的思路。

专家组对 192 名患者进行了排查，发现有明显临床症状的儿童仅 13 名。对 13 例症状较明显的中毒学生的三天食谱调查表明，中毒前 48h 无新增主副食，当天共同食谱为马铃薯、米饭，所用炊具、容器、餐具皆为平日所用；生活饮用水来源于某镇自来水厂；米来自于各学生家中；马铃薯均已发芽，该校食堂在加工马铃薯时不但没有挖去芽眼，甚至连皮都没有削。

发病特点：发病呈暴发性，潜伏期短；患者有大致相同的临床症状；13 例症状较明显的患者有共同进餐史及食谱（马铃薯），停止食用马铃薯后，发病停止；中毒病人对健康人不具有传染性，发病曲线上无传染病所具有的余波。

问题 7：请就以上调查资料分析可能的病因是什么。还应该做哪方面的调查或检查？

通过对四个食堂所有主、辅食品、调料、饮水及食品加工方式等逐一排查、检测、分析认为：发芽马铃薯为可疑中毒食品，共 13 人食用，症状符合龙葵素中毒的临床表现。该校近期内未作大面积驱虫及预防接种等群体性防疫活动，可排除其他疾病的偶合现象。近半月来，该镇没有发生肠道传染病的流行，而且从流行病学资料分析，不符合肠道传染病的特征，可排除肠道传染病的可能。

实验室资料：13 例住院病人血、尿经县人民医院检验，常规值均正常；呕吐物经县疾病预防控制中心检验，未检出致病菌；发芽马铃薯及所剩食品（土豆丝）经自治州疾病预防控制中心检验，龙葵素定性试验阳性。食用植物油的酸价、经基价均在国标控制标准线以下，桐油掺假试验阴性。为防投毒事件发生，对可疑食物还检测了氟乙酰胺及毒鼠强（四亚甲基二砜四胺），均为阴性。

除 13 例患者外，其余学生没有明显临床症状。调查人员发现，就诊学生一般状况正常，且亲睹数名学生在上楼梯时有说有笑，可一见到医生后马上装着行走无力、一脸疲乏的样子；某病室大门紧闭，当调查人员打开后，发现就诊学生在地上玩弹子游戏；县保险公司拿来慰问品后，就诊人数猛增。

问题 8：请分析上述现象可能的原因。如果结论是食物中毒，是否恰当？为什么？

该校地处边远山区，经济文化落后，学生全部来自农村，且年龄小、心理承受能力弱，当一部分学生出现头昏、恶心、呕吐等症状后，极易出现心理感应现象。事发后，校方比较紧张，老师在将中毒学生陆续送入医院治疗的过程中，不断询问是否还有人感到不舒服，闻讯而来的家长也一直在旁暗示，一些学生便怀疑自己也中毒了，纷纷要求去医院治疗。

对膳食回顾性调查分析发现，18 例 3 月 16 日早餐不在学校就餐的学生其发病时间和症状与在校就餐人员无多大区别，更进一步证明受到心理感应的可能性。临床资料表明，客观体征较明显的仅 13 例，其余就诊学生体征不典型。因此，不排除癔症样疑病症状群体发作的可能。3 名自述愈后较差的学生转院至省第二医院，经专家会诊，确诊为癔症。

问题 9：请总结出群体性心因反应特点。对群体性心因反应的处理原则是什么？

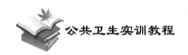

实验 21 化学中毒事故的应急处理与分析

【学习情境】

化学中毒事故是在化学品的生产、使用、储存、运输过程中，由于自身特性、特殊反应及高温、高压等因素作用下发生意外泄漏，造成人体在短时间内接触大剂量有毒化学物，引起机体中毒病变、化学损伤、残疾或死亡的事故。其类型主要有生活中毒（如环境污染中毒、药物中毒、食物中毒）、职业中毒、化学恐怖、化学武器的使用等。化学中毒事故具有突发性、群体性、特异性、复杂性的特点。根据化学中毒事故的性质、严重程度、可控性、人员伤亡情况等，通常将其分为：①特别重大化学中毒事故（Ⅰ级）：指突发化学品泄漏事故导致 100 人以上中毒，或者死亡 10 人以上；②重大化学中毒事故（Ⅱ级）：发生急性化学中毒 50 人以上 99 人以下，或死亡 5 人以上 9 人以下；③较大化学中毒事故（Ⅲ级）：发生急性化学中毒 10 人以上 49 人以下，或死亡 1 人以上 4 人以下；④一般化学中毒事故（Ⅳ级）：发生急性化学中毒 9 人以下，无死亡病例。

化学中毒事故一旦发生，其损失的放大效应突出，不仅严重威胁中毒者的身体健康和生命安全，而且作为突发公共事件，往往会给人民群众的生命安全、生产生活、经济社会的正常运转造成强烈的冲击，给国家造成重大的经济损失和不良的社会影响。因此，做好化学中毒事故的防控、应急处理及医疗卫生救援工作具有非常重要的现实意义。

【实验目标】

通过本实验的学习及开展，使同学们能熟悉及初步掌握化学中毒事故应急处置流程，培养学生在化学中毒事故中的应急处理能力，使其在以后的工作实践中能够迅速应对突发化学中毒事故，有序地开展应急处置工作，最大程度减少人员伤亡和健康损害，保障人民群众生命安全，维护社会稳定。

【实训学时】

8 学时。

【实训准备】

1. 环境准备。安静、整洁、光线适宜。
2. 操作者准备。衣帽整洁，举止端庄。
3. 用物准备。白板、白板笔、尺子、草稿纸等。

【化学中毒事故及应急处理】

（一）急性职业中毒事故的发现与报告

2017 年 1 月 2 日，江阴市某农药厂在二氯苯并噻唑试生产过程中，平衡釜的石棉垫圈突然破裂，导致容量约 2000L 的平衡釜内的氯气、氯化氢及二氯苯并噻唑混合气体泄漏。车间内 4 名操作工正在车间底层工作，均不同程度地吸入了刺鼻的气体，感觉胸闷、气短、头晕，然后均迅速离开现场。闻讯赶来的厂方人员立即启动应急预案，用液碱、片碱冲洗泄漏口进行中和，尽快控制了氯气、氯化氢扩散。

发生事故的生产车间为开放式，共有 4 层工作面，泄漏点为一楼东侧平衡釜，泄漏物主要为氯气及氯化氢。泄漏气体飘向了处于农药厂西南方向约 750m 外的江阴市霞客镇某村，致使附近村民共 185 人出现不同程度的中毒症状。

事发后 6h，疾控中心及卫生行政部门接到报告电话。

（二）急性职业中毒事故现场处置的前期准备

1. 化学中毒事故应急处置流程，见图 1。

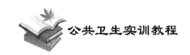

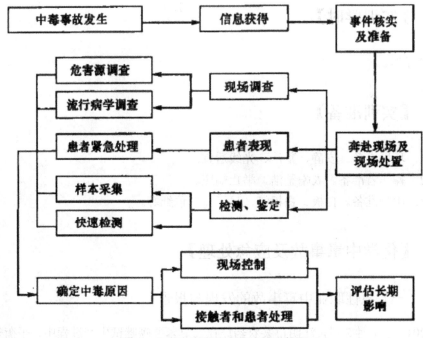

图1　化学中毒事故应急处置流程图

2. 现场调查前相关准备工作。奔赴现场前，应根据接到的报告内容收集相关中毒的文献，检查应急调查包是否配备完好（快速检测仪器、采样装备、现场调查表、现场记录表、照相机、录音机等），针对性地准备相应的技术规范、标准检测方法、毒物信息数据库等。应急人员还应准备相应的个体防护装备和通信工具，制订调查计划、确定调查组成员及负责人、安排现场调查工作中的组织分工等。化学中毒事故救援过程中所需经费，由各级财政行政部门负责统筹安排。

（三）现场应急处置与医疗救援

1. 现场指挥与组织发生急性化学中毒事故时，根据实际需要，可在事故现场设立现场指挥部，在当地人民政府的统一领导指挥下，与有关部门密切配合，共同应对化学中毒事故。

2. 应急响应。

（1）迅速脱离现场：立即组织力量及时疏散中毒现场危险区域的人员，责令暂停导致化学中毒事故的作业，封存造成化学中毒事故的工具、材料、设备等，控制化学中毒事故现场，组织医疗卫生机构救治发生或者可能发生化学中毒事故的劳动者和群众。

（2）现场调查：到达中毒现场后，应与事件处理现场负责人联系，获得配合。调查人员要在正确的个体防护下开展以下工作，并做好记录、现场拍照、录音。调查内容包括：①一般情况调查：发生事故的单位名称、地址、联系电话、中毒原因、接触人数、中毒人数、死亡人数、发生中毒的时间、地点、有无安全管理规章制度等。②中毒情况调查：调查接触工人、中毒者及相关人员，了解中毒事故发生经过及原因，可能接触的有毒有害物质情况，中毒人员接触毒物时间、地点、方式，中毒人员姓名、性别、工种，中毒的主要症状、体征、实验室检查及抢救经过。③现场环境状况、生产工艺流程及相关资料的调查。④安全卫生防护情况调查：防护措施、防护设备、个体防护用品、救援设施。⑤安全、环保和健康（HSE）教育情况调查。

（3）现场分区：根据毒物的危害性质及扩散情况进行分区，危害源核心区为热区，用红色警戒线隔离；红色警戒线外为温区，用黄色警戒线隔离；黄色警戒线外为冷区，用绿色警戒线隔离。一般情况下，救援区域设立在冷区，洗消区设立在温区边缘，检伤区设立在洗消区附近。同时，在不同地点根据实际需要设立各类警示标识。

（4）现场监测：中毒事件波及的区域及应急救援指挥部指定的区域均应监测。监测内容包括：①环境介质：气态、蒸气态、固态及液态有毒物质。②生物样品：根据毒物确定所需采集的生物样品。监测时，使用合适的仪器对中毒现场的空气及可能造成中毒的水或物质进行现场检测或采样，选用可在 1～2h 内出结果的现场快速检测方法进行检测；无法在现场得到结果的，现场采样后立即送有关检测中心进行化验分析；对中毒现场已被破坏或已遭改变的，必要时须进行现场模拟测试。

（5）现场救治。

①救治点的设置：救治地点应选在当时现场上风向非污染区，位置尽可能靠近现场指挥部；要有利车辆出入；水源、电源方便；面积要足够大以利于工作开展；需设应急救护标志如红十字旗。

②洗消：迅速将中毒病人移至安全区域，脱去被污染的衣服，用流动水及时充分清洗被污染的皮肤，对于可能引起化学性烧伤或能经皮肤吸收的毒物，应考

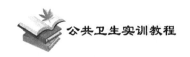

虑选择适当的中和剂处理，眼睛有毒物溅入时应优先处理。洗消完成后，松开衣领，保持呼吸道通畅，并注意保暖。

③初检与分类：对伤员进行初步医学检查，分出轻、中、重型病员，病情轻微的用蓝标标记，送往观察区；病情较重的用黄标标记，送往治疗区；病情危重的用红标标记，送往急救区；死亡患者用黑标标记，送往尸体处理区。其中，治疗区和观察区患者要定期复检。

④救治：救治原则为先救命、后治病，先重后轻、先急后缓，立即对重病员采取必要现场治疗措施。救治要点：尽快查清毒物种类，明确诊断，以采取针对性治疗措施。病因不明时，应先进行抢救，同时查清毒物。治疗的重点在维持心脑肺等脏器功能，密切观察生命体征变化。救治方法应针对中毒症状进行，如在现场早期给予相应的特效解毒剂，及时给氧，及时给予呼吸机支持治疗，足量给予肾上腺糖皮质激素，保护重要器官功能，维持酸碱平衡，防止水电解质紊乱、并发症、后遗症及继发感染等。

⑤撤离：应急救援工作结束后，按照现场指挥部指令或经指挥同意后，现场应急救援队撤离返回。撤离时应做好现场的清理、器材装备的清点等工作。撤离后及时将应急救援工作情况和现场伤亡情况以快报的方式向有关部门和领导报告。

（四）应急响应的终止

1. 终止条件。事故源已经消除，中毒现场环境中有害物质浓度低于最高容许浓度或短时间接触容许浓度；未出现新的中毒患者且原有患者病情稳定24h以上。

2. 终止程序。由中毒事故响应的行政部门组织专家对中毒事故进行评估，提出终止应急反应的建议。

（五）事故评估

1. 初期评估。评估毒物的种类、数量、暴露方式、途径以及范围；受毒物暴露威胁的人员数量、分布及人员伤亡情况；救援状况及目前已采取的应急措施和控制效果等，以了解中毒事故可能的发展趋势、继续需要采取的应急措施和防护建议等。

2. 处理过程中的评估。根据情况的变化，随时组织专家对中毒事故进行评估，并将评估结果向有关部门报告，向决策者提出有利于救援的处理方案。

3．事后评估。在中毒事故处理完毕后，应对事故进行科学、客观的评估，对受害者进行流行病学调查，研究事故的远期效应。评估内容包括中毒事故涉及的毒物种类和中毒事件的性质，采取的应急处理措施，各个环节的经验和教训。评估报告上报本级人民政府和上一级人民政府相关行政部门。

（六）事故总结

对事故发生的原因和防范措施效果进行分析、评价，探讨经验教训；撰写调查处理工作总结报告，根据规定，向上级主管部门作事故总结性报告，并将调查结果报告所在地人民政府及事故单位主管部门。

总结报告主要内容：报告题目、事故发生经过、事故原因调查结果（现场调查、现场检测结果）、防治措施及效果评价（包括经验与教训）、事件原因分析及结论。

【案例分析与讨论】

江阴市某农药厂氯气、氯化氢及二氯苯并噻唑混合气体泄漏导致 100 多人中毒，属于特别重大化学中毒事故（I 级），卫生行政部门接到化学中毒事故报告后，由省级卫生行政部门作出响应，立即启动相应的应急处置及医疗救援预案。

各相关应急部门及专业技术机构接到通知后，快速准备好应急包及其他相关材料，并迅速奔赴现场。到达现场后，立即组织力量疏散中毒现场危险区域的作业人员以及周边可能发生化学中毒事故的群众，终止继续中毒事件发生。然后与事件处理现场负责人联系，获得配合。

调查人员在正确的个体防护下开展现场调查工作，包括一般情况、中毒情况、现场环境状况、生产工艺流程、安全卫生防护情况、HSE 教育情况等。并根据调查情况将发生事故的现场分区，同时设立各类警示标识。并对发生事故的生产车间及农药厂西南方向约 750m 外的江阴市霞客镇某村进行监测，检测内容包括：①环境样品：空气中氯气、氯化氢含量；②生物样品：血液、尿液。检测结果表明，该生产车间和霞客镇某村空气中氯气、氯化氢气体明显超标，血液、尿液中 Cl 浓度也有不同程度的升高，提示此次中毒事故确实是由氯气和氯化氢泄漏引起。这为现场控制、患者及接触者处理措施的制定提供了科学依据。

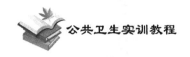

现场医疗救援点设置在农药厂东北方向，靠近现场指挥部非污染区。救援人员迅速将中毒病人移至安全区域，使其保持呼吸道通畅，并注意保暖。对伤员进行初步医学检查，分出轻、中、重型病员。该事故车间内 4 名操作工病情危重，在现场及时给氧及相应的特效解毒剂与抗生素治疗，同时送往急救区；附近村民中毒的 185 人中，病情轻微的送往观察区，病情较重的送往治疗区，并对治疗区和观察区的病人进行定期复检。

应急救援工作结束后，按照现场指挥部指令或经指挥同意，做好现场的清理、器材装备的清点等工作后撤离返回。撤离后调查组及时将应急救援工作情况和现场伤亡情况以快报的方式向有关部门和领导进行了报告。

实验 22　公共卫生事件的心理疏导与应对

【实验目的】

1．掌握公共卫生事件中心理疏导与应对的策略；了解公共卫生事件心理疏导与应对的途径和方法。

2．增强学生运用所学的心理学知识解决心理应急问题的能力。

【实训学时】

4 学时。

【实训准备】

1．环境准备。安静、整洁、光线适宜。

2．操作者准备。衣帽整洁，举止端庄。

3. 用物准备。白板、白板笔、尺子、草稿纸等。

【实验方案】

（一）实验要求

1. 背景知识。要求学生于课前查阅公共卫生事件相关的资料文献，了解相关知识以及概念。如：目前中国对于公共卫生事件心理疏导与应对的研究调查多采用什么方法，是描述性研究还是干预性研究；身边的人有没有经历过公共卫生事件，他们是怎么应对的等。并通过了解背景知识或者生活实例，掌握部分知识和概念。

公共卫生事件是指能够造成或者可能造成群体性不明原因疾病、重大食物中毒、社会公众健康严重损害的严重传染病疫情以及其他严重影响公众健康的事件。一般来说，公共卫生事件常常是突然发生的，由于它的不确定性，非常容易对人们的身心健康造成强大的冲击作用，有一定的负面影响，但是也存在着积极的作用。其积极的作用在于，人们应对这种危机的时候，面对危机就像面对生活的"推动力"，只要能合适地协调和处理，就能够促进人心身健康的发展；而其负面的影响在于人们无法承担这些事件中带来的压力，导致身心失衡，或者是产生躯体疾病，甚至死亡。

"应对"，又称应付，在 20 世纪 40 年代才从一个日常生活概念转换为一个科学概念，20 世纪 60 年代被引入心理学领域，并从此开启了人们对"应对"与合理健康、心理咨询、个体行为等关系的研究。心理应对能力是指个体在后天社会实践活动中不断与生活实践交互作用的基础上获得的，并受先天生物性因素影响的，因生活事件导致的自身心理内环境改变和适应外环境变化的能力。

大学生在公共卫生事件中的心理应对能力在一定程度上体现了他们心理健康的水平；改善大学生在这些事件中的心理应对能力有利于增进他们的心理健康，帮助他们形成健康的认知定势，促进大学生自我意识和人格的健康发展，这也符合在心理学科教学中促进大学生心理健康发展的教育理念。

2. 实验准备。要求首先在上课之前先把所有学生分组，并分配小组长，然后由小组长将确定名单上交给授课教师。

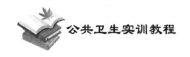

3. 案例报告。要求根据本实验最后所列举的案例，提交案例分析报告；报告形式不限制，可以用文档、PPT，或者是图片等格式，形式自拟。

（二）实验内容与安排

本实验主要以分组讨论、课堂模拟、案例分析、课后报告这四种方法交叉，并辅助其他相关方法进行教学。具体步骤和方法如下：

1. 学生分组讨论。按组为单位，每组同学自拟一个和公共卫生事件心理疏导和应对能力相关的题目，如在地震这一公共卫生事件中，人们怎么对事件受害者进行心理疏导，如何教予这些受害者用健康的心理状态去正确面对类似公共卫生事件。分组讨论的目的是让各位同学能够站在公共卫生事件受害者的角度，体验他们在公共卫生事件中心理压力程度，让同学们对公共卫生事件中心理应对能力的发生、发展有一个初步的认识。

2. 参与课堂模拟的授课教师以假定地震发生这一公共卫生事件为载体，首先在学生不知情的前提下，告诉学生会发生地震，然后请各位同学进行自救。通过这一过程，授课教师可以观察同学们避灾的方式，以及情绪反应和变化，借以大致了解其心理应对能力的强弱和合理性。

3. 案例分析讲解。授课教师针对 2008 年汶川地震这一案例，为学生详细解释在这一案例中的正确认知，如：一个健康的人在应对重大事件时的健康心理特征；如何避免大灾大难后心理负面情况的影响等。目的是让学生系统地掌握公共卫生事件中心理疏导与应对的策略以及了解培养这种心理疏导与应对能力的途径和方法。

4. 课后报告。课后让每位学生，根据课堂模拟自己的所感，以及案例分析中教师详细的讲解，写出自己的意见。报告形式不限，可以是 Word 版本，也可以是幻灯形式，或者是视频等。目的是让学生加深印象，通过学生的自主再复习，使他们真正地理解公共卫生事件心理应对能力的重要性。

（三）实验流程

课前预习、查阅文献和资料→课堂分组并展开讨论具体的事例（该事例可以由老师事先给予，也可本组同学自行拟定）→课堂模拟（通过课堂模拟了解学生的认知现状）→案例分析与讲解（由授课老师详细解释心理应对能力在公共卫生事件中的发生、发展以及对自身心理健康的影响）→学生课后报告。

附　　录

附录 1　中华人民共和国传染病防治法

1989 年 2 月 21 日第七届全国人民代表大会常务委员会第六次会议通过,2004 年 8 月 28 日第十届全国人民代表大会常务委员会第十一次会议修订，根据 2013 年 6 月 29 日第十二届全国人民代表大会常务委员会第三次会议《关于修改<中华人民共和国文物保护法>等十二部法律的决定》修正。2020 年 10 月 2 日，国家卫生健康委员会法规司发布新修订版《中华人民共和国传染病防治法》(修订草案征求意见稿)。

目　　录

第一章　总则

第一条　为了预防、控制传染病的发生与流行，保障人民群众生命安全和身体健康，防范公共卫生风险，维护社会稳定和国家安全，制定本法。

第二条　传染病防控工作坚持预防为主、防治结合的方针，坚持政府主导、依法防控、科学防控、联防联控、群防群控的原则。

第三条　本法规定的传染病分为甲类、乙类和丙类。

甲类传染病是指对人体健康和生命安全危害特别严重，可能造成重大经济损失和社会影响，需要采取强制管理、强制隔离治疗、强制卫生检疫，控制疫情蔓延的传染病，包括鼠疫、霍乱。

乙类传染病是指对人体健康和生命安全危害严重，可能造成较大经济损失和社会影响，需要采取严格管理，落实各项防控措施，降低发病率，减少危害的传染病，包括传染性非典型肺炎、艾滋病、病毒性肝炎、脊髓灰质炎、人感染高致病性禽流感、麻疹、流行性出血热、狂犬病、流行性乙型脑炎、登革热、炭疽、细菌性和阿米巴性痢疾、肺结核、伤寒和副伤寒、流行性脑脊髓膜炎、百日咳、白喉、新生儿破伤风、猩红热、布鲁氏菌病、淋病、梅毒、钩端螺旋体病、血吸虫病、疟疾、人感染 H7N9 禽流感、新型冠状病毒肺炎。

丙类传染病是指常见多发、对人体健康和生命安全造成危害，可能造成一定程度的经济损失和社会影响，需要监测管理，关注流行趋势，控制暴发流行的传染病，包括流行性感冒、流行性腮腺炎、风疹、急性出血性结膜炎、麻风病、流行性和地方性斑疹伤寒、黑热病、包虫病、丝虫病、除霍乱、细菌性和阿米巴性痢疾、伤寒和副伤寒以外的感染性腹泻病、手足口病。

国务院卫生健康主管部门根据传染病暴发、流行情况和危害程度，及时确定和调整各类传染病名录予以公布。其中，甲类传染病名录须报国务院批准。

第四条　对乙类传染病中传染性非典型肺炎、炭疽中的肺炭疽和新型冠状病毒肺炎，采取本法所称甲类传染病的预防、控制措施。其他乙类传染病和具备传染病流行特征的不明原因聚集性疾病需要采取本法所称甲类传染病的预防、控制措施的，由国务院卫生健康主管部门及时报经国务院批准后予以公布、实施。

需要解除依照前款规定采取的甲类传染病预防、控制措施的，由国务院卫生健康主管部门报经国务院批准后予以公布。

省、自治区、直辖市人民政府对本行政区域内常见、多发的其他传染病，可

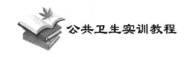

以根据情况决定按照乙类或者丙类传染病管理并予以公布，报国务院卫生健康主管部门备案。

第五条　坚持中国共产党对传染病防治工作的领导，建立健全领导体制,加强传染病风险防控和治理体系建设,提高防治能力。

县级以上人民政府制定传染病防治规划并组织实施，建立健全传染病防治的疾病预防控制、医疗救治、监督管理体系。

第六条　国家建立重大突发传染病疫情联防联控机制。发生重大突发传染病疫情时，国务院启动联防联控机制，及时开展疫情会商研判，组织协调、督促推进疫情防控工作。

县级以上地方人民政府建立本级重大突发传染病疫情联防联控机制。统筹协调传染病防治工作中重大事项，定期了解辖区内传染病流行情况和防治措施，协调保障防控措施落实。

第七条　国务院卫生健康主管部门牵头负责全国传染病防治及其监督管理工作。

县级以上地方人民政府卫生健康主管部门负责本行政区域内的传染病防治及其监督管理工作。

县级以上人民政府发展改革、教育、科技、工业和信息化、公安、民政、司法、财政、人力资源社会保障、交通运输、农业农村、应急管理、海关、市场监督管理、移民管理、林业草原、医保等部门在各自的职责范围内负责传染病防治及其监督管理工作。

中国人民解放军、中国人民武装警察部队的传染病防治工作，依照本法和国务院、中央军事委员会的有关规定办理，由中央军事委员会负责卫生工作的部门实施监督管理。

第八条　国务院卫生健康主管部门组建全国传染病防治专家咨询委员会，由公共卫生、临床医学、中医学、法学、管理学、公共政策学、经济学、社会学、传播学、信息技术等领域专家组成，为传染病防治政策制定及实施提供咨询、评估、论证等技术支撑。县级以上地方人民政府卫生健康主管部门负责组建本级传染病防治专家咨询委员会。

发生重大传染病疫情时，国家重大突发传染病疫情联防联控机制依托全国传染病防治专家咨询委员会组建专家组，及时分析研判疫情形势，提出防控政策措施及调整建议，向国务院报告。县级以上地方人民政府重大突发传染病疫情联防联控机制根据疫情防控需要设立专家组。

第九条　国家促进中医药传承创新发展，坚持中西医并重，充分发挥中医药在传染病防治中的作用。

第十条　国家支持和鼓励开展传染病防治的科学研究，设立国家传染病防治和重大公共卫生研究机构，组织开展传染病防治和重大公共卫生研究工作，提高传染病防治的科学技术水平。

国家支持和鼓励开展传染病防治的国际合作。

第十一条　国家支持和鼓励公民、法人和其他组织参与传染病防治工作。各级人民政府应当完善有关制度，规范引导其参与防治传染病的宣传教育、疫情报告、志愿服务和捐赠等活动。

乡镇人民政府和街道办事处应当发挥群防群控力量，组织居民委员会、村民委员会做好辖区传染病管理，做好辖区内传染病防控工作。

居民委员会、村民委员会应当发挥自治作用，协助相关部门做好社区传染病防控宣传教育和健康提示，落实相关防控措施，及时收集、登记、核实、报送相关信息，并组织居民、村民参与社区、农村的传染病预防与控制活动。

中华人民共和国领域内的一切单位、团体和个人有责任和义务协助、支持和配合传染病防控工作。

第十二条　国家开展预防传染病的健康教育工作，提高公众传染病防治健康素养。新闻媒体应当无偿开展传染病防治和公共卫生知识的公益宣传。公民有责任学习传染病防治知识，养成良好的卫生习惯，培养健康的生活方式。

各级各类学校、托幼机构应当结合年龄特点对学生和幼儿进行健康知识和传染病防控知识的教育。

医学院校应当加强预防医学教育和科学研究，对在校学生以及其他与传染病防治相关人员进行预防医学教育和培训，为传染病防治工作提供技术支持。

疾病预防控制机构、医疗机构应当定期对其工作人员进行传染病防治知识、技能的培训。

第十三条　对在传染病防治工作中做出显著成绩和贡献的单位和个人，按照国家有关规定给予表彰和奖励。

对因参与传染病防治工作致病、致残、死亡的人员，按照有关规定给予补助、抚恤。

第十四条　国家和社会应当关心、帮助传染病患者、病原携带者和疑似患者，

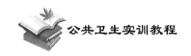

使其得到及时救治。任何单位和个人不得歧视传染病患者、病原携带者和疑似患者，不得泄露涉及个人隐私的相关信息。

相关人民政府、卫生健康及其他部门、疾病预防控制机构和医疗机构等实施的行政管理和预防、控制措施，侵犯单位和个人合法权益的，有关单位和个人可以依法申请行政复议或者提起诉讼。

第二章　传染病预防

第十五条　各级人民政府组织开展爱国卫生运动，完善公共卫生基础设施，改善人居环境状况，加强社会健康管理，提高人民健康素养，提升全民健康水平。

各级人民政府农业农村、水利、林业草原以及根据防治需要的相关行政部门按照职责分工负责指导和组织消除农田、湖区、河流、牧场、林区的鼠害与血吸虫危害，以及其他传播传染病的动物和病媒生物危害。

交通运输、海关、市场监管等部门依据职责负责组织消除交通工具以及相关场所的鼠害和蚊、蝇等病媒生物危害。

第十六条　县级以上地方人民政府应当有计划地建设和改造公共卫生设施，改善饮用水卫生条件，对污水、污物、粪便进行无害化处置。

城市应当按照城市环境卫生设施标准修建公共厕所、垃圾粪便的无害化处理场和污水、雨水排放处理系统等公共卫生设施。

农村应当改善饮用水卫生条件，应当逐步改造厕所，对污水、污物、粪便进行无害化处理，建立必要的卫生管理制度。

第十七条　国家实行免疫规划制度。国务院卫生健康主管部门制定国家免疫规划；省、自治区、直辖市人民政府在执行国家免疫规划时，可以根据本行政区域疾病预防、控制需要，增加免疫规划疫苗种类，报国务院卫生健康主管部门备案并公布。用于预防接种的疫苗应当符合国家质量标准。

国家对儿童实行预防接种证制度。医疗机构、疾病预防控制机构与儿童的监护人、所在托幼机构、学校应当相互配合，保证儿童及时接受预防接种。

政府免费向居民提供免疫规划疫苗。鼓励有条件的地方在国家免疫规划的基础上，增加适宜的疫苗纳入地方免疫规划，加强婴幼儿、学龄儿童及老年人等重点人群的预防接种。

第十八条　各级疾病预防控制机构在传染病预防控制中履行下列职责：

（一）实施传染病预防控制规划，制定防控技术方案、监测方案并组织实施；

（二）收集、分析和报告传染病监测信息，预测传染病的发生、流行趋势；

（三）开展对传染病疫情和突发公共卫生事件的流行病学调查、现场处理及其效果评价，加强监测平台建设，利用大数据、人工智能等技术手段及时发现和掌握各类传染病的情况；

（四）开展传染病实验室检测、病原学鉴定、诊断和质量控制；

（五）实施免疫规划，负责预防性生物制品的使用管理；

（六）开展健康教育、咨询，普及传染病防治知识；

（七）指导、培训下级疾病预防控制机构及其工作人员开展传染病监测和防控工作，对医疗机构、学校、托幼机构、养老机构、康复机构、福利机构、监管场所等重点场所开展传染病防治工作指导；

（八）开展传染病防治应用性研究和卫生评价，提供技术咨询。

国家、省级疾病预防控制机构负责对传染病发生、流行以及分布进行监测，对重大传染病流行趋势进行预测，提出预防控制对策，参与并指导对暴发的疫情进行调查处理，开展传染病病原学鉴定，建立检测质量控制体系，开展应用性研究、卫生评价以及标准规范制定。

设区的市和县级疾病预防控制机构负责传染病预防控制规划、方案的落实，组织实施免疫、消毒、指导病媒生物控制、普及传染病防治知识，负责本地区疫情和突发公共卫生事件监测、报告，开展流行病学调查和常见病原微生物检测。

第十九条　医疗机构应当严格执行国家规定的管理制度、操作规范，医疗机构基本标准、建筑设计和服务流程应当符合要求，防止传染病在医疗机构内的传播扩散。

二级以上医疗机构应当有专门的部门或科室并指定专门的人员承担传染病疫情报告、本单位的传染病预防、控制以及责任区域内的传染病预防工作；承担医疗活动中与医疗机构感染有关的危险因素监测、安全防护、消毒、隔离和医疗废物处置工作。

基层医疗卫生机构应当指定科室和人员承担责任范围内的传染病健康教育、预防接种、疫情报告，以及传染病患者分诊转诊、隔离医学观察、健康监测和社区防控指导等工作。

二级以上医疗机构和基层医疗卫生机构至少应当配备 1 名公共卫生医师。

医疗机构应当建立健全传染病诊断、登记、报告、培训、质量管理和自查等

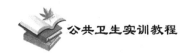

制度，有效开展传染病信息报告的日常管理、审核检查、网络报告和质量控制，定期对本机构报告的传染病情况及报告质量进行分析汇总和通报。

第二十条　国家建立传染病监测制度。

国务院卫生健康主管部门制定国家传染病监测规划和方案。省、自治区、直辖市人民政府卫生健康主管部门根据国家传染病监测规划和方案，制定本行政区域的传染病监测计划和工作方案。

加强国家传染病监测平台建设，建立重点传染病及不明原因传染病监测哨点，拓展传染病症状监测，收集传染病症候群、不明原因聚集性发病等敏感信息，及时发现重大疫情及突发公共卫生事件；建立传染病病原学监测网络，多途径、多渠道开展多病原监测，提升监测能力。

第二十一条　各级疾病预防控制机构对传染病的发生、流行以及影响其发生、流行的因素进行监测，及时掌握重点传染病流行强度、疾病危害程度及病原体变异情况，快速发现和甄别不明原因传染病；对国外发生、国内尚未发生的传染病或者国内新发生、国内已消除的传染病进行监测。

第二十二条　国家建立跨部门、跨地域的传染病监测信息共享机制，实现卫生健康、农业农村（畜牧兽医）、畜牧、林业草原、海关、移民等相关部门的联动监测和信息共享。

国家建立临床医疗、疾病控制信息的互通共享制度，建立健全医疗机构传染病诊疗、病原检测数据的自动获取机制，规范信息共享流程。

第二十三条　国家建立传染病疫情风险评估制度。

各级疾病预防控制机构应当及时分析传染病及健康危害因素相关信息，评估发生传染病疫情的风险、可能造成的影响以及疫情发展态势。经评估可能严重危害公众健康的，应当立即报告本级卫生健康主管部门，由卫生健康主管部门组织本级专家咨询委员会进行分析研判。

第二十四条　各级疾病预防控制机构根据多渠道传染病监测信息和风险评估结果，向社会发布健康风险提示，并根据需要向同级卫生健康主管部门报告预警建议。卫生健康主管部门接到报告后及时组织评估，对于需要发布预警的，应当及时向同级人民政府提出发布预警和启动应急响应的建议。

县级以上人民政府按照有关法律、行政法规和国务院规定的权限和程序，决定向社会发布传染病预警并启动应急响应。

传染病预警工作规范由国务院卫生健康主管部门制定。

第二十五条　国务院卫生健康主管部门根据传染病流行和对公众健康的危害程度，制定国家重大传染病和突发不明原因传染病防控预案，并报国务院批准。

县级以上地方人民政府根据本地区传染病流行情况，组织制定本行政区域内重点传染病和突发不明原因传染病防控预案。

鼓励相邻、相近的地方人民政府及其有关部门联合制定应对区域性传染病的联合防控预案。

传染病防控预案应当包括以下主要内容：

（一）传染病预防控制指挥部的组成和相关部门的职责；

（二）传染病的监测、信息收集、分析、报告、通报制度；

（三）疾病预防控制机构、医疗机构、相关部门及有关单位在发生传染病疫情时的任务与职责；

（四）传染病暴发、流行情况的分级以及相应的应急工作方案；

（五）传染病预防、疫点疫区现场控制，应急设施、设备、救治药品和医疗器械以及其他物资和技术的储备与调用。

县级以上人民政府根据传染病暴发流行情况进行综合研判，按照传染病防控预案有关要求，采取相应的预防、控制措施。

各级各类医疗卫生机构、学校、托幼机构、养老机构、康复机构、福利机构、监管场所等重点单位，制定本单位传染病防控预案。

传染病防控预案的制定单位应根据实际需要和形势变化，适时修订预案。

第二十六条　疾病预防控制机构、医疗机构的实验室和从事病原微生物实验的单位，应当符合国家规定的条件和技术标准，建立严格的监督管理制度，对传染病病原体样本按照规定的措施实行严格管理，严防传染病病原体的实验室感染和病原微生物的扩散。

第二十七条　采供血机构、生物制品生产单位应当严格执行国家有关规定，保证血液、血液制品的质量。

禁止非法采集血液或者组织他人出卖血液。

疾病预防控制机构、医疗机构使用血液和血液制品，应当遵守国家有关规定，防止因输入血液、使用血液制品引起经血液传播疾病的发生。

第二十八条　各级人民政府应当加强艾滋病的防治工作，采取预防、控制措施，防止艾滋病的传播。具体办法由国务院制定。

第二十九条　县级以上人民政府公安、农业农村（畜牧兽医）、卫生健康、林

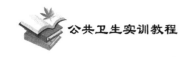

业草原以及其他有关部门，依据各自的职责负责与人畜共患传染病有关的动物传染病的防治管理工作，重点加强鼠疫、狂犬病、人感染禽流感、布鲁氏菌病、炭疽、血吸虫病、包虫病等重点人畜共患传染病防控工作。

国家建立人畜共患病联防联控机制，实行统筹规划、协同推进的防控措施，联合做好重点人群健康教育、疫情监测、调查处置和信息通报等工作。

与人畜共患传染病有关的家畜家禽经检疫合格后，方可出售、运输。

人畜共患传染病名录由国务院农业农村（畜牧兽医）主管部门会同国务院卫生健康、林业草原主管部门制定并公布。

第三十条　国家建立病原微生物菌（毒）种保藏机构。

对病原微生物菌种、毒种和传染病检测样本的采集、保藏、携带、运输和使用实行分类管理，建立健全严格的管理制度。

对高致病性病原微生物以及国务院卫生健康主管部门规定的菌种、毒种和传染病检测样本，确需采集、保藏、携带、运输和使用的，须经省级以上人民政府卫生健康主管部门批准。

第三十一条　对被传染病病原体污染的水、物品和场所，有关单位和个人应当在疾病预防控制机构的指导下或者按照其提出的卫生要求，进行科学严格消毒处理；拒绝消毒处理的，可以由公安机关协助卫生健康主管部门或者疾病预防控制机构强制执行。

第三十二条　在国家确认的自然疫源地计划兴建水利、交通、旅游、能源等大型建设项目的，应当事先由省级以上疾病预防控制机构对施工环境进行卫生调查。建设单位应当根据疾病预防控制机构的意见，采取必要的传染病预防、控制措施。施工期间，建设单位应当设专人负责工地上的卫生防疫工作。工程竣工后，疾病预防控制机构应当对可能发生的传染病进行监测。

第三十三条　用于传染病防治的消毒产品、饮用水供水单位供应的饮用水和涉及饮用水卫生安全的产品，应当符合国家卫生标准和卫生规范。

饮用水供水单位应当依法取得卫生许可；涉及饮用水卫生安全的产品应当依法取得卫生许可批准文件方可生产和销售。

消毒产品生产企业和生产新材料、新工艺技术和新杀菌原理生产的消毒剂和消毒器械，应当依法取得卫生许可；其他消毒剂和消毒器械应依法向省级卫生健康主管部门备案。

第三十四条　单位和个人应当接受、配合医疗卫生机构为预防、控制、消除传染病危害依法采取的调查、检验、采集样本、隔离治疗、医学观察等措施。

传染病患者、病原携带者和疑似传染病患者，应当如实提供相关信息，在治愈前或者在排除传染病嫌疑前，不得从事法律、行政法规和国务院卫生健康主管部门规定禁止从事的易使该传染病扩散的工作。

传染病患者、病原携带者和疑似传染病患者，不得以任何方式故意传播疾病。

第三十五条　学校、托幼机构、养老机构、康复机构、福利机构、监管场所等传染病重点防控单位和场所，应当落实主体责任，建立传染病报告管理制度，主动配合疫情调查处置，在防控机构指导下开展防控工作，配合有关部门采取传染病预防控制措施。

从事饮水、饮食、美容、托幼等易使传染病扩散工作的从业人员，必须按照国家有关规定取得健康证明后方可上岗。

患有痢疾、伤寒、病毒性肝炎、具有传染性的肺结核、化脓性或者渗出性皮肤病以及其他法律法规和国务院卫生健康主管部门规定的有碍公共卫生疾病的人员，治愈前不得从事直接为顾客服务的工作。

第三章　疫情报告、通报和公布

第三十六条　国家建立传染病疫情报告制度。传染病疫情报告包括法定传染病疫情报告、具备传染病流行特征的不明原因聚集性疾病疫情报告和其传染病疫情暴发、流行报告。

疾病预防控制机构、医疗机构和采供血机构及其执行职务的人员发现本法规定的传染病疫情、具备传染病流行特征的不明原因聚集性疾病或者发现其他传染病暴发、流行时，应当遵循疫情报告属地管理原则，按照国务院或者国务院卫生健康主管部门规定的内容、程序进行报告。

发现甲类传染病患者或者疑似患者，具备传染病流行特征的不明原因聚集性疾病以及其他传染病暴发、流行时，应当于 2 小时内进行网络报告。

对乙类传染病患者、疑似患者和规定报告的传染病病原携带者在诊断后，应当于 24 小时内进行网络报告。

丙类传染病实行监测报告管理，监测哨点医院和网络实验室发现丙类传染病患者或者疑似患者，按照国务院卫生健康主管部门规定的内容、程序进行报告。

国家对发现并报告具备传染病流行特征的不明原因聚集性疾病、新发传染病

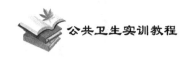

疫情的单位和个人按照国家有关规定予以奖励；对经确认排除传染病疫情的，不予追究相关单位和个人责任。

中国人民解放军、中国人民武装警察部队的医疗机构向社会公众提供医疗服务，发现前款规定的传染病疫情时，应当按照国务院卫生健康主管部门的规定报告。

第三十七条　任何单位和个人发现传染病患者或者疑似传染病患者时，应当及时向附近的疾病预防控制机构或者医疗机构报告。

县级以上人民政府卫生健康主管部门应当公布公共卫生相关热线，畅通报告途径，及时受理、调查和处理相关报告信息。

第三十八条　疾病预防控制机构应当设立或者指定专门的部门、人员负责传染病疫情信息管理工作，主动收集、分析、调查、核实传染病疫情信息。疾病预防控制机构接到甲类传染病疫情报告或者具备传染病流行特征的不明原因聚集性疾病以及其他传染病暴发、流行时，应当在 2 小时内完成疫情信息核实及向当地卫生健康主管部门的报告，由当地卫生健康主管部门立即报告当地人民政府，同时报告上级卫生健康主管部门和国务院卫生健康主管部门。

第三十九条　县级以上地方人民政府卫生健康主管部门应当及时向本行政区域内的疾病预防控制机构和医疗机构通报传染病疫情以及监测、预警的相关信息。接到通报的疾病预防控制机构和医疗机构应当及时告知本单位的主管负责人或主要负责人。

第四十条　国务院卫生健康主管部门应当及时向国务院其他有关部门和各省、自治区、直辖市人民政府卫生健康主管部门以及中央军事委员会负责卫生工作的部门通报全国传染病疫情以及监测、预警的相关信息。

毗邻的以及相关的地方人民政府卫生健康主管部门，应当及时互相通报本行政区域的传染病疫情以及监测、预警的相关信息。

第四十一条　县级以上人民政府有关部门发现传染病疫情时，应当及时向同级人民政府卫生健康主管部门通报。

卫生健康主管部门与农业农村、林业草原、教育、民政部门之间建立传染病疫情通报制度，共享传染病疫情相关信息。

学校、托幼机构和养老机构发现传染病患者、疑似传染病患者时，相关负责人应当在规定时限内通过网络、电话或传真等方式向所在地疾病预防控制机构报告；农村学校向乡镇卫生院报告，并应当同时向所在地教育或者民政部门报告。

交通运输、海关部门发现甲类传染病患者、病原携带者、疑似患者时，应当按照国家有关规定立即向国境口岸所在地疾病预防控制机构或者所在地县级以上地方人民政府卫生健康主管部门通报。

传染病疫情暴发流行时，为有效控制疫情输入与扩散，卫生健康、外交、移民、海关、工业和信息化、公安、交通运输等部门应建立工作机制，及时共享疫情相关信息。

中央军事委员会负责卫生工作的部门发现传染病疫情时，应当向国务院卫生健康主管部门通报。

第四十二条　依照本法的规定负有传染病疫情报告职责的人民政府有关部门、疾病预防控制机构、医疗机构、采供血机构及其工作人员，不得瞒报、迟报传染病疫情。

第四十三条　国家建立传染病疫情信息公布制度。

国家疾病预防控制机构定期公布全国法定传染病疫情信息。县级以上疾病预防控制机构定期公布本行政区域的法定传染病疫情信息。

传染病暴发、流行时，县级以上地方人民政府卫生健康主管部门应当及时、准确向社会公布本行政区域内传染病名称、流行传播范围、传染病确诊、疑似、死亡病例数等疫情信息。传染病出现跨省、自治区、直辖市暴发、流行时，由国务院卫生健康主管部门负责公布。

传染病疫情信息公布规范由国务院卫生健康主管部门制定。

第四章　疫情控制

第四十四条　医疗机构发现甲类传染病时，应当及时采取下列措施：

（一）对患者、病原携带者予以隔离治疗或医学观察，隔离期限根据疫情防控要求确定；

（二）对疑似患者，确诊前在指定场所单独隔离治疗；

（三）对患者、疑似患者、病原携带者的密切接触者，在政府指定的场所进行医学观察，并采取其他必要的预防措施。

患者、疑似患者、病原携带者、密切接触者应当主动接受和配合医学检查、检疫、医学观察或隔离治疗等措施。拒绝医学观察、隔离治疗或者隔离期未满擅自脱离隔离治疗的，可以由公安机关协助医疗机构强制执行。

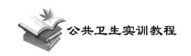

第四十五条 医疗机构发现乙类或者丙类传染病患者，应当根据病情采取必要的治疗和控制传播措施。发现疑似呼吸道传染病患者的，应当引导至发热门诊进行筛查。

肺结核由县级以上卫生健康主管部门指定的医疗机构进行诊断和治疗，基层医疗卫生机构对患者采取全程管理措施。对于病原学阳性肺结核患者在传染期内需进行规范隔离治疗并开展耐药性检查，对其密切接触者进行必要的筛查。开展耐多药肺结核的诊断和治疗的机构要具备相应的隔离和感染控制等条件。肺结核患者应当根据防控需要采取佩戴口罩等必要的防护措施，以避免传播他人。肺结核患者须持有指定的医疗机构出具的证明方能复工复学。

医疗机构对本单位内被传染病病原体污染的场所、物品以及医疗废物，应当依照法律、法规的规定实施消毒和无害化处置。

第四十六条 疾病预防控制机构发现传染病疫情或者接到传染病疫情报告时，应当及时采取下列措施：

（一）对传染病疫情进行流行病学调查，判定密切接触者，根据调查情况提出划定疫点、疫区的建议，对被污染的场所进行卫生处理，指导做好对密切接触者的管理，并向卫生健康主管部门提出疫情防控方案；

（二）传染病暴发、流行时，对疫点、疫区进行卫生处理，向卫生健康主管部门提出疫情控制方案，并按照传染病防控相关要求采取措施；

（三）指导下级疾病预防控制机构和基层医疗卫生机构实施传染病预防、控制措施，组织、指导有关单位对传染病疫情的处理。

疾病预防控制机构开展流行病学调查，必要时，公安、工业和信息化、交通运输、网信等部门应予以协助。

第四十七条 发生传染病疫情时，疾病预防控制机构和省级以上人民政府卫生健康主管部门指派的其他与传染病有关的专业技术机构，可以进入传染病疫点、疫区进行调查、采集样本、技术分析和检验。被调查者应提供真实信息；任何单位和个人不得隐瞒信息、阻碍调查。

第四十八条 传染病暴发、流行时，县级以上地方人民政府应当立即组织力量，按照传染病防控预案进行防治，控制传染源、切断传染病的传播途径，必要时，报经上一级人民政府决定，可以采取下列紧急措施并予以公告：

（一）限制或者停止集市、影剧院演出或者其他人群聚集的活动；

（二）停工、停业、停课；

　　（三）封闭或者封存被传染病病原体污染的公共饮用水源、食品以及相关物品；

　　（四）控制或者扑杀染疫野生动物、家畜家禽；

　　（五）封闭可能造成传染病扩散的场所；

　　（六）在一定范围内实施交通管制；

　　（七）在一定范围内实施人员排查、疫情监测等社区防控措施；

　　（八）运用大数据、云计算等数字技术，按照必要且最小化原则开展信息采集、病例识别、传染源追踪等工作。

　　上级人民政府接到下级人民政府关于采取前款所列紧急措施的报告时，应当即时作出决定。

　　紧急措施的解除，由原决定机关决定并宣布。

　　第四十九条　对已经发生甲类传染病病例的场所或者该场所内的特定区域的人员，所在地的县级以上地方人民政府可以实施隔离措施，并同时向上一级人民政府报告；接到报告的上级人民政府应当即时作出是否批准的决定。上级人民政府作出不予批准决定的，实施隔离措施的人民政府应当立即解除隔离措施。

　　在隔离期间，实施隔离措施的人民政府应当对被隔离人员提供生活保障，费用承担的具体办法由省级人民政府制定。被隔离人员有工作单位的，所在单位不得停止支付其隔离期间的工作报酬。

　　隔离措施的解除，由原决定机关决定并宣布。

　　第五十条　对于新发传染病、具备传染病流行特征的不明原因聚集性疾病，在病原体、传染力、致病力等情况尚不明确时，县级以上人民政府经评估认为确有必要的，可预先采取甲类传染病预防、控制措施，同时立即上报上级人民政府。

　　第五十一条　甲类、乙类传染病暴发、流行时，县级以上地方人民政府报经上一级人民政府决定，可以宣布本行政区域部分或者全部为疫区；国务院可以决定并宣布跨省、自治区、直辖市的疫区。县级以上地方人民政府可以在疫区内采取本法第四十八条规定的紧急措施，并可以对出入疫区的人员、物资和交通工具实施卫生检疫。

　　省、自治区、直辖市人民政府可以决定对本行政区域内的甲类传染病疫区实施封锁；但是，封锁大、中城市的疫区或者封锁跨省、自治区、直辖市的疫区，以及封锁疫区导致中断干线交通或者封锁国境的，由国务院决定。

　　疫区封锁的解除，由原决定机关决定并宣布。

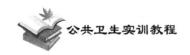

第五十二条　宣布疫区封锁后，实施交通管控，除维持社会基本运行的必需物资运输和参与疫情防控的人员、车辆外，禁止一切无关车辆、人员进入或离开。封锁期间，当地人民政府要保障区域内的医疗服务、社会稳定，提供基本生活保障等。

第五十三条　国家实施传染病分区分级精准防控策略。发生重大突发急性传染病全国流行时，国家重大突发传染病疫情联防联控机制根据各地疫情及防控工作实际情况，制定分区分级标准，报请国务院批准实施。

传染病局部暴发、流行时，省级重大突发传染病疫情联防联控机制根据辖区疫情和防控工作实际情况，制定分区分级标准，报请省级人民政府批准实施。

省级人民政府按照上述标准以县级为单位科学划分、动态调整本行政区域风险等级并予以公布，对不同风险等级地区实施差异化防控策略，及时调整应急响应的级别。

第五十四条　发生甲类传染病时，为了防止该传染病通过交通工具及其乘运的人员、物资传播，实施交通卫生检疫。

第五十五条　传染病暴发、流行时，根据传染病疫情控制的需要，国务院有权在全国范围或者跨省、自治区、直辖市范围内，县级以上地方人民政府有权在本行政区域内紧急调集人员或者调用储备物资，临时征用房屋、交通工具以及相关设施、设备与技术支持。

紧急调集人员的，应当按照规定给予合理报酬。临时征用房屋、交通工具以及相关设施、设备与技术支持的，应当依法给予补偿；能返还的，应当及时返还。涉及持续需要技术支持的，应当通过政府购买服务等方式提供并支付合理费用。

第五十六条　患甲类传染病死亡的，应当将尸体立即进行卫生处理，就近火化。患其他传染病死亡的，必要时，应当将尸体进行卫生处理后火化或者按照规定深埋。

为了查找传染病病因，医疗机构在必要时可以按照国务院卫生健康主管部门的规定，对传染病患者尸体或者疑似传染病患者尸体进行解剖查验，并应当告知死者家属。

尸体解剖查验应当在符合生物安全条件的场所进行。

第五十七条　疫区中被传染病病原体污染或者可能被传染病病原体污染的物品，经消毒可以使用的，应当在当地疾病预防控制机构的指导下，进行消毒处理后，方可使用、出售和运输。

第五十八条　传染病暴发、流行时，药品和医疗器械生产、供应单位应当及时生产、供应防治传染病的药品和医疗器械。铁路、公路、水运、航空等交通运输经营单位应当优先运送处理传染病疫情的人员以及防治传染病的药品和医疗器械。县级以上人民政府有关部门应当做好组织协调工作。

第五章　医疗救治

第五十九条　县级以上人民政府应当加强和完善平战结合的传染病医疗救治服务网络的建设，指定具备传染病救治条件和能力的医疗机构承担传染病救治任务，或者根据传染病救治需要设置传染病医院。

健全优化重大疫情救治体系，建立由传染病专科医院、综合性医院、中医医院、院前急救机构、临时性救治场所等构成的综合救治体系，根据患者疾病分型和病情进展情况进行分级、分层、分流的救治。

第六十条　县级以上人民政府应当完善体育场馆、会展场馆、市民活动中心以及学校等公共基础设施的建设和改造，为重大疫情发生时的应急医疗救治和患者隔离需求预留接口，便于紧急需要时作为临时性救治场所或隔离区域迅速投入使用。

第六十一条　医疗机构应当对传染病患者或者疑似患者提供医疗救护、现场救援和接诊治疗，制作并妥善保管病历记录以及其他有关资料。

医疗机构应当实行传染病预检、分诊制度；对怀疑为传染病患者的，应当引导至相对隔离的分诊点进行初诊。医疗机构不具备相应救治能力的，应当将患者或疑似患者及其病历记录一并转至具备相应救治能力的医疗机构。

第六十二条　医疗机构应当按照传染病诊断标准和治疗要求，采取相应措施，提高传染病诊断和医疗救治能力。在医疗救治中，注重发挥中西医各自优势，提高救治效果。

第六十三条　医疗机构应当按照规定对使用的医疗器械进行清洁、消毒或者灭菌。对按照规定一次使用的医疗器具，应当在使用后予以销毁。对使用后的医疗废物，应当按照规定进行无害化处置。

第六十四条　因重大传染病防治紧急需要，经国务院卫生健康主管部门提出建议并经国家药品监督管理部门组织论证同意后，医师可以采用药品说明书以外的用法进行医疗救治，但应当限定其用法在一定期限和范围内使用。

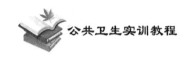

第六十五条　建立重大传染病疫情心理援助制度。各级人民政府应当组织专业力量，定期开展培训和演练，发生重大传染病后针对患者和隔离人员、病亡者家属、相关工作人员等重点人群以及社会公众，及时提供心理疏导和心理干预等服务。

第六章　保障措施

第六十六条　国家将传染病防治工作纳入国民经济和社会发展规划，县级以上地方人民政府将传染病防治工作纳入本行政区域的国民经济和社会发展规划。

第六十七条　县级以上地方人民政府按照本级政府职责，负责本行政区域内传染病防控工作经费。

国务院卫生健康主管部门会同国务院有关部门，根据传染病流行趋势以及危害程度确定全国传染病防控项目，全国传染病监测检测、风险评估、预警预测、预防控制等项目由中央财政保障项目的实施经费；科学研究、应急培训演练、信息网络建设、人才培养等能力提升项目的实施经费由中央财政和地方财政共同承担。

省、自治区、直辖市人民政府根据本行政区域内传染病流行趋势，在国务院卫生健康主管部门确定的项目基础上，确定传染病监测检测、风险评估、预警预测、预防控制、医疗救治、监督检查等项目，并保障项目的实施经费。

第六十八条　县级以上人民政府应当足额保障疾病预防控制机构所需基本建设、设备购置等发展建设支出，根据人员编制、经费标准、服务任务完成及考核情况，全额安排所需人员经费、公用经费和业务经费，以及学科建设、人才培养等经费。

建立医疗机构公共卫生服务经费保障机制，足额保障其承担疾病预防控制任务所需经费。

第六十九条　国家加强基层传染病防治体系建设，扶持贫困地区、少数民族地区和边境地区的传染病防治工作。

地方各级人民政府应当保障基层传染病防控工作的必要经费。

第七十条　县级以上人民政府应当加强疾病预防控制信息化建设，将其纳入区域全民健康信息平台，推动辖区内各级各类医疗机构与国家监测信息系统的数据交换。

　　县级以上人民政府应当建立传染病联防联控信息共享机制，利用区域全民健康信息平台、电子政务信息共享平台等，共享并综合应用卫生健康、公安、交通运输、电信、海关、移民等相关数据，发挥大数据在疫情监测分析、防控救治、疫情溯源及资源调配方面的作用。

　　加强网络安全管理工作，提高技术防范水平，保障网络安全和个人信息安全。

　　第七十一条　国家将传染病防治必需的药品、医疗器械、诊疗项目纳入医保支付范围并实行动态调整。

　　对患有特定传染病的困难人群实行医疗救助，减免医疗费用。对于甲类传染病患者和疑似患者在基本医保、大病保险、医疗救助等按规定支付后，个人负担部分由中央和地方财政给予全额补助。

　　鼓励商业保险公司针对新发传染病开发保险产品，将意外险、疾病险等产品的保险责任范围扩展至新发传染病等重大疾病。

　　第七十二条　国家建立传染病应急物资专项储备制度，将传染病防治相关药品、医疗器械以及其他物资纳入公共卫生应急物资保障体系，实行中央和地方两级储备。

　　国务院工业和信息化部门会同国务院财政、卫生健康、公安和药品监督管理等部门，根据传染病预防、控制和公共卫生应急准备的需要，加强传染病应急物资的产能和产品质量管理，建立库存动态调整和配置机制，建立短缺药物和防病物资的生产、采购、储备和供应保障机制。

　　第七十三条　国家建立对少见、罕见或者已消除传染病防治能力储备机制，支持相关医疗卫生机构持续开展相关培训、基础和应用性研究、现场防治等工作，支持相关专家参与国际防控工作，持续保持对上述疾病识别、检测、诊断和治疗的能力。

　　第七十四条　对从事传染病预防、医疗、科研、教学、监督执法及现场处理疫情的人员，以及在生产、工作中接触传染病病原体的其他人员采取有效的卫生防护措施和医疗保健措施，给予适当津贴，并建立动态调整机制。

　　对直接参与国内传染病类突发公共卫生事件现场调查处置、患者救治、国境卫生检疫、动物防疫等各类一线工作的人员，以及政府选派直接参与国外重大传染病疫情防治工作的医疗和公共卫生等防控人员，根据工作风险、强度和时间给予临时性工作补助。

　　国务院人力资源社会保障和财政主管部门会同有关部门负责制定、调整相关

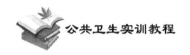

津贴和临时性工作补助标准和发放的具体办法。

第七章　监督管理

第七十五条　县级以上人民政府建立定期研究部署重大疫情防控等卫生健康工作机制，定期研究本行政区域内传染病防控工作并发布传染病防控工作报告，定期向同级人民代表大会及其常委会报告传染病防治工作情况，依法接受监督。

县级以上人民政府应当对下级人民政府履行传染病防控职责进行监督管理。县级以上人民政府未履行传染病防控职责的，上级人民政府可以对其主要负责人进行约谈，被约谈的部门和地方人民政府应当立即采取措施进行整改，约谈和整改情况应纳入地方政府工作评议和考核记录。

第七十六条　县级以上人民政府卫生健康主管部门及其委托的卫生健康监督机构对传染病防治工作履行下列监督检查职责：

（一）对下级人民政府卫生健康主管部门履行本法规定的传染病防治职责进行监督检查；

（二）对疾病预防控制机构、医疗机构、采供血机构的传染病防治工作进行分类监督综合评价，评价结果纳入日常管理考核内容；

（三）对用于传染病防治的消毒产品及其生产单位进行监督检查；对饮用水供水单位以及涉及饮用水卫生安全的产品进行监督检查；

（四）对传染病菌种、毒种和传染病检测样本的采集、保藏、携带、运输、使用和销毁进行监督检查；

（五）对公共场所、学校、托幼机构的卫生条件和传染病预防、控制措施依法进行监督检查。

县级以上人民政府各有关部门在法定职责范围内履行相应监督管理责任。

第七十七条　县级以上人民政府卫生健康主管部门及其委托的卫生健康监督机构在履行监督检查职责时，有权进入被检查单位和传染病疫情发生现场，实施查阅或者复制有关的资料、采集样本、制作现场笔录等调查取证工作。被检查单位应当予以配合，不得拒绝、阻挠。

第七十八条　县级以上地方人民政府卫生健康主管部门、市场监管部门在履行监督检查职责时，发现被传染病病原体污染的公共饮用水源、食品以及相关物品，如不及时采取控制措施可能导致传染病传播、流行的，可以采取封闭公共饮用水源、封存食品以及相关物品或者暂停销售的临时控制措施，并予以检验或者进行消毒。经检验，属于被污染的食品，应当予以销毁；对未被污染的食品或者经消毒后可以使用的物品，应当解除控制措施。

第七十九条　卫生健康主管部门工作人员依法执行职务时，应当不少于两人，并出示执法证件，填写卫生执法文书。

卫生执法文书经核对无误后，应当由卫生执法人员和当事人签名。当事人拒绝签名的，卫生执法人员应当注明情况。

第八十条　卫生健康主管部门应当依法建立健全内部监督制度，对其工作人员依据法定职权和程序履行职责的情况进行监督。

上级卫生健康主管部门发现下级卫生健康主管部门不及时处理职责范围内的事项或者不履行职责的，应当责令纠正或者直接予以处理。

第八十一条　县级以上人民政府卫生健康主管部门联合有关部门建立传染病防控违法机构和人员信用记录制度，纳入全国信用信息共享平台，依法实施联合惩戒。

第八十二条　县级以上人民政府卫生健康主管部门及其他相关部门依法履行职责，应当自觉接受社会监督。

任何组织和个人对违反本法规定的行为，有权向县级以上人民政府卫生健康主管部门和其他有关部门投诉、举报。接到举报的部门应当及时核实、处理，对查证属实的举报，按照规定给予举报人奖励。

第八章　法律责任

第八十三条　地方各级人民政府未依照本法的规定履行报告职责，或者瞒报、迟报传染病疫情，或者干预疫情报告的，或者在传染病暴发、流行时，未及时组织救治、采取控制措施的，由上级人民政府责令改正，通报批评；直接负责的主管人员和其他直接责任人员依法给予降级或者撤职处分；情节严重的，依法给予开除处分；造成传染病传播、流行或者其他严重后果的，其主要负责人应当引咎辞职；构成犯罪的，依法追究刑事责任。

第八十四条　县级以上人民政府卫生健康主管部门违反本法规定，有下列情形之一的，由本级人民政府、上级人民政府卫生健康主管部门责令改正，通报批评；直接负责的主管人员和其他直接责任人员依法给予降级或者撤职处分；情节

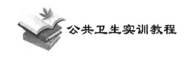

严重的，依法给予开除处分；造成传染病传播、流行或者其他严重后果的，其主要负责人应当引咎辞职；构成犯罪的，依法追究刑事责任：

（一）未依法履行传染病疫情通报、报告或者公布职责，瞒报、迟报传染病疫情或者干预疫情报告的；

（二）发生或者可能发生传染病传播时未及时采取预防、控制措施的；

（三）未依法履行监督检查职责，或者发现违法行为不及时查处的；

（四）未及时调查、处理对下级卫生健康主管部门不履行传染病防治职责的举报的；

（五）违反本法的其他失职、渎职行为。

第八十五条 县级以上人民政府有关部门未依照本法的规定履行传染病防治和保障职责的，由本级人民政府或者上级人民政府有关部门责令改正，予以警告；对直接负责的主管人员和其他直接责任人员，依法给予降级或者撤职处分；情节严重的，依法给予开除处分；造成传染病传播、流行或者其他严重后果的，其主要负责人应当引咎辞职；构成犯罪的，依法追究刑事责任。

第八十六条 疾病预防控制机构违反本法规定，有下列情形之一的，由县级以上人民政府卫生健康主管部门责令改正，予以警告；情节严重的，对主要负责人、直接负责的主管人员和其他直接责任人员，依法给予降级直至撤职处分，造成严重后果的，对主要负责人、直接负责的主管人员和其他直接责任人员依法给予开除处分；构成犯罪的，依法追究刑事责任：

（一）未依法履行传染病监测、风险评估职责的；

（二）未依法履行传染病疫情报告、通报职责，或者瞒报、迟报传染病疫情的；

（三）未主动收集传染病疫情信息，或者对传染病疫情信息和疫情报告未及时进行分析、调查、核实的；

（四）发现传染病疫情时，未依据职责及时采取本法规定的措施的；

（五）泄露传染病患者、病原携带者、疑似传染病患者、密切接触者涉及个人隐私的有关信息的。

第八十七条 医疗机构违反本法规定，有下列情形之一的，由县级以上人民政府卫生健康主管部门责令改正，给予警告；情节严重的，对医疗机构的主要负责人、直接负责的主管人员和其他直接责任人员依法予以降级直至撤职处分，暂停负有责任的医疗卫生人员六个月至一年的执业活动。造成传染病传播、流行或者其他严重后果的，对医疗机构的主要负责人、直接负责的主管人员和其他直接责任人员予以开除处分，由原发证部门吊销负有责任的医疗卫生人员的执业证书。构成犯罪的，依法追究刑事责任：

（一）未按本法规定建立并运行与国家传染病监测系统互联互通的信息网络的；

（二）未按照本法规定承担本单位的传染病预防、控制工作、医院感染控制任务和责任区域内的传染病预防工作的；

（三）未按照本法规定报告传染病疫情，或者瞒报、迟报传染病疫情的；

（四）发现传染病疫情时，未按照本法规定对传染病患者、疑似传染病患者提供医疗救护、现场救援、接诊、转诊的，或者拒绝接受转诊的；

（五）未按照本法规定对本机构内被传染病病原体污染的场所、物品以及医疗废物实施消毒或者无害化处置的；

（六）未按照本法规定对医疗器械进行消毒，或者对按照规定一次使用的医疗器具未予销毁，再次使用的；

（七）在医疗救治过程中未按照规定保管医学记录资料的；

（八）泄露传染病患者、病原携带者、疑似传染病患者、密切接触者涉及个人隐私的有关信息的。

第八十八条　采供血机构未按照本法规定报告传染病疫情，或者瞒报、迟报传染病疫情，或者未执行国家有关规定，导致因输入血液引起经血液传播疾病发生的，由县级以上人民政府卫生健康主管部门责令改正，给予警告；情节严重的，对主要负责人、直接负责的主管人员和其他直接责任人员予以降级、撤职处分，造成传染病传播、流行或者其他严重后果的，主要负责人、直接负责的主管人员和其他直接责任人员，依法予以开除处分，并依法吊销采供血机构的执业许可证；构成犯罪的，依法追究刑事责任。

非法采集血液或者组织他人出卖血液的，由县级以上人民政府卫生健康主管部门责令停止违法行为，没收违法所得，并处二十万元以上五十万元以下的罚款；构成犯罪的，依法追究刑事责任。

第八十九条　海关、动物防疫机构未依法履行传染病疫情通报职责的，由其主管部门责令改正，给予警告；造成传染病传播、流行或者其他严重后果的，对主要负责人、直接负责的主管人员和其他直接责任人员依法给予降级、撤职直至开除处分；构成犯罪的，依法追究刑事责任。

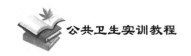

第九十条 交通运输经营单位未依照本法的规定履行相关职责的，由其行政主管部门责令改正，给予警告，造成严重后果的，对主要负责人、直接负责的主管人员和其他直接责任人员依法给予降级、撤职直至开除处分。

第九十一条 违反本法规定，有下列情形之一，由县级以上人民政府卫生健康主管部门责令改正，没收违法所得，并处货值金额的两倍以上十倍以下的罚款；货值金额不足五万元的，以五万元计。已取得许可证的，原发证部门依法暂扣或者吊销许可证；对违法单位的法定代表人或者主要负责人、直接负责的主管人员和其他直接责任人员五年内禁止从事相关生产经营活动；构成犯罪的，依法追究刑事责任：

（一）饮用水供水单位未取得卫生许可证擅自供水或者供应的饮用水不符合国家卫生标准和卫生规范的；

（二）生产或者销售无卫生许可批准文件的涉及饮用水卫生安全的产品或者涉及饮用水卫生安全的产品不符合国家卫生标准和卫生规范的；

（三）消毒产品不符合国家卫生标准和卫生规范的；

（四）出售、运输疫区中被传染病病原体污染或者可能被传染病病原体污染的物品，未进行消毒处理的；

（五）生物制品生产单位生产的血液制品不符合国家质量标准的。

第九十二条 违反本法规定，有下列情形之一的，由县级以上地方人民政府卫生健康主管部门责令改正，给予警告，已取得许可证的，依法暂扣或吊销许可证；造成传染病传播、流行以及其他严重后果的，对主要负责人、直接负责的主管人员和其他直接责任人员，依法给予降级、撤职直至开除处分，并依法吊销负有责任的医务人员的执业证书；构成犯罪的，依法追究刑事责任：

（一）疾病预防控制机构、医疗机构和从事病原微生物实验的单位，不符合国家规定的条件和技术标准，对传染病病原体样本未按照规定进行严格管理，造成实验室感染和病原微生物扩散的；

（二）违反国家有关规定，采集、保藏、携带、运输、使用和销毁传染病菌种、毒种和传染病检测样本的；

（三）疾病预防控制机构、医疗机构未执行有关法律规定，导致因输入血液、使用血液制品引起经血液传播疾病发生的。

第九十三条 未经检疫出售、运输与人畜共患传染病有关的家畜家禽、动物产品的，由动物卫生监督部门责令停止违法行为，并依法给予行政处罚。

第九十四条　在国家确认的自然疫源地兴建水利、交通、旅游、能源等大型建设项目，未经卫生调查进行施工的，或者未按照疾病预防控制机构的意见采取必要的传染病预防、控制措施的，由县级以上人民政府卫生健康主管部门责令改正，给予警告，并处十万元以上五十万元以下罚款；逾期不改正的，处五十万元以上一百万元以下罚款，提请有关人民政府依据职责权限，责令停建、拆除，并依法给予主要负责人、直接责任的主管人员和其他直接责任人员，依法给予降级、撤职直至开除处分。

第九十五条　传染病暴发、流行时，单位和个人有下列行为之一的，由公安机关予以警告或处二千元以下罚款；情节严重的，处五日以上十日以下拘留，可以并处五千元以下罚款：

（一）拒不履行政府发布的防控决定、命令的；

（二）拒不接受或配合疾病预防控制机构采取的流行病学调查等防控措施的；

（三）故意隐瞒传染病病情的；

（四）患者、病原携带者、疑似患者、密切接触者拒绝接受隔离治疗或医学观察的，以及擅自脱离隔离治疗和医学观察的；

（五）编造、故意传播虚假疫情信息的；

（六）有其他干扰、阻碍、妨害传染病疫情防控行为的。

第九十六条　单位和个人违反本法规定，导致传染病传播、流行，给他人造成损害的，应当依法承担赔偿责任。情节严重构成犯罪的，依法追究刑事责任。

第九十七条　报纸、期刊、广播、电视、互联网站等传播媒介编造、散布虚假传染病疫情信息的，由有关部门依法给予处罚，对主要负责人、直接负责的主管人员和其他直接责任人员依法给予处分。

第九章　附则

第九十八条　本法中下列用语的含义：

（一）传染病患者、疑似传染病患者：指根据国务院卫生健康主管部门发布的本法规定管理的传染病诊断标准，符合传染病患者和疑似传染病患者诊断标准的人。

（二）病原携带者：指感染病原体无临床症状但能排出病原体的人。

（三）流行病学调查：指对人群中疾病或者健康状况的分布及其决定因素进

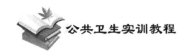

行调查研究，提出疾病预防控制措施及保健对策。

（四）疫点：指病原体从传染源向周围播散的范围较小或者单个疫源地。

（五）疫区：指传染病在人群中暴发、流行，其病原体向周围播散时所能波及的地区。

（六）人畜共患传染病：指人与脊椎动物共同罹患的传染病，如鼠疫、狂犬病、血吸虫病、包虫病等。

（七）自然疫源地：指某些可引起人类传染病的病原体在自然界的野生动物中长期存在和循环的地区。

（八）病媒生物：指能够将病原体从人或者其他动物传播给人的生物，如鼠、蚊、蝇、蚤类等。

（九）医源性感染：指在医学服务中，因病原体传播引起的感染。

（十）医疗机构感染：指住院患者在医疗机构内获得的感染，包括在住院期间发生的感染和在医疗机构内获得出院后发生的感染，但不包括入院前已开始或者入院时已处于潜伏期的感染。医疗机构工作人员在医疗机构内获得的感染也属医疗机构感染。

（十一）实验室感染：指从事实验室工作时，因接触病原体所致的感染。

（十二）菌种、毒种：指可能引起本法规定的传染病发生的细菌菌种、病毒毒种。

（十三）消毒：指用化学、物理、生物的方法杀灭或者消除环境中的病原微生物。

（十四）疾病预防控制机构：指从事疾病预防控制活动的疾病预防控制中心以及与上述机构业务活动相同的单位。

（十五）医疗机构：指按照《医疗机构管理条例》取得医疗机构执业许可证，从事疾病诊断、治疗活动的机构。

（十六）暴发：指在一个局部地区或集体单位中，短时间内突然发生很多症状相似的病人。这些人多有相同的传染源或传播途径。大多数病人常同时出现在该病的最短和最长潜伏期之间。

（十七）流行：指在某地区某病的发病率显著超过该病历年发病率水平。相对于散发，流行出现时各病例之间呈现明显的时间和空间联系。当某地出现某种疾病的流行时，提示当地可能存在共同的传播因素。

第九十九条　传染病防治中有关食品、药品、医疗器械、生物医学新技术、血液、水、医疗废物和病原微生物的管理以及动物防疫和国境卫生检疫，本法未规定的，分别适用其他有关法律、行政法规的规定。

第一百条　本法自　年　月　日起施行。

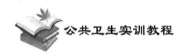

附录 2　中华人民共和国食品安全法（2021 修正）

2009 年 2 月 28 日第十一届全国人民代表大会常务委员会第七次会议通过 2015 年 4 月 24 日第十二届全国人民代表大会常务委员会第十四次会议修订，根据 2018 年 12 月 29 日第十三届全国人民代表大会常务委员会第七次会议《关于修改〈中华人民共和国产品质量法〉等五部法律的决定》第一次修正，根据 2021 年 4 月 29 日第十三届全国人民代表大会常务委员会第二十八次会议《关于修改〈中华人民共和国道路交通安全法〉等八部法律的决定》第二次修正。

目　录

第一章　总　则

第一条　为了保证食品安全，保障公众身体健康和生命安全，制定本法。

第二条　在中华人民共和国境内从事下列活动，应当遵守本法：

（一）食品生产和加工（以下称食品生产），食品销售和餐饮服务（以下称食品经营）；

（二）食品添加剂的生产经营；

（三）用于食品的包装材料、容器、洗涤剂、消毒剂和用于食品生产经营的工具、设备（以下称食品相关产品）的生产经营；

（四）食品生产经营者使用食品添加剂、食品相关产品；

（五）食品的贮存和运输；

（六）对食品、食品添加剂、食品相关产品的安全管理。

供食用的源于农业的初级产品（以下称食用农产品）的质量安全管理，遵守《中华人民共和国农产品质量安全法》的规定。但是，食用农产品的市场销售、有关质量安全标准的制定、有关安全信息的公布和本法对农业投入品作出规定的，应当遵守本法的规定。

第三条　食品安全工作实行预防为主、风险管理、全程控制、社会共治，建立科学、严格的监督管理制度。

第四条　食品生产经营者对其生产经营食品的安全负责。食品生产经营者应当依照法律、法规和食品安全标准从事生产经营活动，保证食品安全，诚信自律，对社会和公众负责，接受社会监督，承担社会责任。

第五条　国务院设立食品安全委员会，其职责由国务院规定。国务院食品安全监督管理部门依照本法和国务院规定的职责，对食品生产经营活动实施监督管理。国务院卫生行政部门依照本法和国务院规定的职责，组织开展食品安全风险监测和风险评估，会同国务院食品安全监督管理部门制定并公布食品安全国家标准。国务院其他有关部门依照本法和国务院规定的职责，承担有关食品安全工作。

第六条　县级以上地方人民政府对本行政区域的食品安全监督管理工作负责，统一领导、组织、协调本行政区域的食品安全监督管理工作以及食品安全突发事件应对工作，建立健全食品安全全程监督管理工作机制和信息共享机制。县级以上地方人民政府依照本法和国务院的规定，确定本级食品安全监督管理、卫生行政部门和其他有关部门的职责。有关部门在各自职责范围内负责本行政区域的食品安全监督管理工作。县级人民政府食品安全监督管理部门可以在乡镇或者特定区域设立派出机构。

第七条　县级以上地方人民政府实行食品安全监督管理责任制。上级人民政府负责对下一级人民政府的食品安全监督管理工作进行评议、考核。县级以上地方人民政府负责对本级食品安全监督管理部门和其他有关部门的食品安全监督管理工作进行评议、考核。

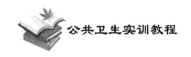

第八条 县级以上人民政府应当将食品安全工作纳入本级国民经济和社会发展规划，将食品安全工作经费列入本级政府财政预算，加强食品安全监督管理能力建设，为食品安全工作提供保障。县级以上人民政府食品安全监督管理部门和其他有关部门应当加强沟通、密切配合，按照各自职责分工，依法行使职权，承担责任。

第九条 食品行业协会应当加强行业自律，按照章程建立健全行业规范和奖惩机制，提供食品安全信息、技术等服务，引导和督促食品生产经营者依法生产经营，推动行业诚信建设，宣传、普及食品安全知识。消费者协会和其他消费者组织对违反本法规定，损害消费者合法权益的行为，依法进行社会监督。

第十条 各级人民政府应当加强食品安全的宣传教育，普及食品安全知识，鼓励社会组织、基层群众性自治组织、食品生产经营者开展食品安全法律、法规以及食品安全标准和知识的普及工作，倡导健康的饮食方式，增强消费者食品安全意识和自我保护能力。新闻媒体应当开展食品安全法律、法规以及食品安全标准和知识的公益宣传，并对食品安全违法行为进行舆论监督。有关食品安全的宣传报道应当真实、公正。

第十一条 国家鼓励和支持开展与食品安全有关的基础研究、应用研究，鼓励和支持食品生产经营者为提高食品安全水平采用先进技术和先进管理规范。国家对农药的使用实行严格的管理制度，加快淘汰剧毒、高毒、高残留农药，推动替代产品的研发和应用，鼓励使用高效低毒低残留农药。

第十二条 任何组织或者个人有权举报食品安全违法行为，依法向有关部门了解食品安全信息，对食品安全监督管理工作提出意见和建议。

第十三条 对在食品安全工作中做出突出贡献的单位和个人，按照国家有关规定给予表彰、奖励。

第二章 食品安全风险监测和评估

第十四条 国家建立食品安全风险监测制度，对食源性疾病、食品污染以及食品中的有害因素进行监测。国务院卫生行政部门会同国务院食品安全监督管理等部门，制定、实施国家食品安全风险监测计划。国务院食品安全监督管理部门和其他有关部门获知有关食品安全风险信息后，应当立即核实并向国务院卫生行政部门通报。对有关部门通报的食品安全风险信息以及医疗机构报告的食源性疾病等有关疾病信息，国务院卫生行政部门应当会同国务院有关部门分析研究，认为必要的，及时调整国家食品安全风险监测计划。省、自治区、直辖市人民政府卫生行政部门会同同级食品安全监督管理等部门，根据国家食品安全风险监测计划，结合本行政区域的具体情况，制定、调整本行政区域的食品安全风险监测方案，报国务院卫生行政部门备案并实施。

第十五条　承担食品安全风险监测工作的技术机构应当根据食品安全风险监测计划和监测方案开展监测工作，保证监测数据真实、准确，并按照食品安全风险监测计划和监测方案的要求报送监测数据和分析结果。食品安全风险监测工作人员有权进入相关食用农产品种植养殖、食品生产经营场所采集样品、收集相关数据。采集样品应当按照市场价格支付费用。

第十六条　食品安全风险监测结果表明可能存在食品安全隐患的，县级以上人民政府卫生行政部门应当及时将相关信息通报同级食品安全监督管理等部门，并报告本级人民政府和上级人民政府卫生行政部门。食品安全监督管理等部门应当组织开展进一步调查。

第十七条　国家建立食品安全风险评估制度，运用科学方法，根据食品安全风险监测信息、科学数据以及有关信息，对食品、食品添加剂、食品相关产品中生物性、化学性和物理性危害因素进行风险评估。国务院卫生行政部门负责组织食品安全风险评估工作，成立由医学、农业、食品、营养、生物、环境等方面的专家组成的食品安全风险评估专家委员会进行食品安全风险评估。食品安全风险评估结果由国务院卫生行政部门公布。对农药、肥料、兽药、饲料和饲料添加剂等的安全性评估，应当有食品安全风险评估专家委员会的专家参加。食品安全风险评估不得向生产经营者收取费用，采集样品应当按照市场价格支付费用。

第十八条　有下列情形之一的，应当进行食品安全风险评估：

（一）通过食品安全风险监测或者接到举报发现食品、食品添加剂、食品相关产品可能存在安全隐患的；

（二）为制定或者修订食品安全国家标准提供科学依据需要进行风险评估的；

（三）为确定监督管理的重点领域、重点品种需要进行风险评估的；

（四）发现新的可能危害食品安全因素的；

（五）需要判断某一因素是否构成食品安全隐患的；

（六）国务院卫生行政部门认为需要进行风险评估的其他情形。

第十九条　国务院食品安全监督管理、农业行政等部门在监督管理工作中发

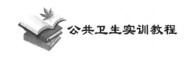

现需要进行食品安全风险评估的，应当向国务院卫生行政部门提出食品安全风险评估的建议，并提供风险来源、相关检验数据和结论等信息、资料。属于本法第十八条规定情形的，国务院卫生行政部门应当及时进行食品安全风险评估，并向国务院有关部门通报评估结果。

第二十条　省级以上人民政府卫生行政、农业行政部门应当及时相互通报食品、食用农产品安全风险监测信息。国务院卫生行政、农业行政部门应当及时相互通报食品、食用农产品安全风险评估结果等信息。

第二十一条　食品安全风险评估结果是制定、修订食品安全标准和实施食品安全监督管理的科学依据。经食品安全风险评估，得出食品、食品添加剂、食品相关产品不安全结论的，国务院食品安全监督管理等部门应当依据各自职责立即向社会公告，告知消费者停止食用或者使用，并采取相应措施，确保该食品、食品添加剂、食品相关产品停止生产经营；需要制定、修订相关食品安全国家标准的，国务院卫生行政部门应当会同国务院食品安全监督管理部门立即制定、修订。

第二十二条　国务院食品安全监督管理部门应当会同国务院有关部门，根据食品安全风险评估结果、食品安全监督管理信息，对食品安全状况进行综合分析。对经综合分析表明可能具有较高程度安全风险的食品，国务院食品安全监督管理部门应当及时提出食品安全风险警示，并向社会公布。

第二十三条　县级以上人民政府食品安全监督管理部门和其他有关部门、食品安全风险评估专家委员会及其技术机构，应当按照科学、客观、及时、公开的原则，组织食品生产经营者、食品检验机构、认证机构、食品行业协会、消费者协会以及新闻媒体等，就食品安全风险评估信息和食品安全监督管理信息进行交流沟通。

第三章　食品安全标准

第二十四条　制定食品安全标准，应当以保障公众身体健康为宗旨，做到科学合理、安全可靠。

第二十五条　食品安全标准是强制执行的标准。除食品安全标准外，不得制定其他食品强制性标准。

第二十六条　食品安全标准应当包括下列内容：

（一）食品、食品添加剂、食品相关产品中的致病性微生物，农药残留、兽药残留、生物毒素、重金属等污染物质以及其他危害人体健康物质的限量规定；

（二）食品添加剂的品种、使用范围、用量；

（三）专供婴幼儿和其他特定人群的主辅食品的营养成分要求；

（四）对与卫生、营养等食品安全要求有关的标签、标志、说明书的要求；

（五）食品生产经营过程的卫生要求；

（六）与食品安全有关的质量要求；

（七）与食品安全有关的食品检验方法与规程；

（八）其他需要制定为食品安全标准的内容。

第二十七条　食品安全国家标准由国务院卫生行政部门会同国务院食品安全监督管理部门制定、公布，国务院标准化行政部门提供国家标准编号。食品中农药残留、兽药残留的限量规定及其检验方法与规程由国务院卫生行政部门、国务院农业行政部门会同国务院食品安全监督管理部门制定。屠宰畜、禽的检验规程由国务院农业行政部门会同国务院卫生行政部门制定。

第二十八条　制定食品安全国家标准，应当依据食品安全风险评估结果并充分考虑食用农产品安全风险评估结果，参照相关的国际标准和国际食品安全风险评估结果，并将食品安全国家标准草案向社会公布，广泛听取食品生产经营者、消费者、有关部门等方面的意见。食品安全国家标准应当经国务院卫生行政部门组织的食品安全国家标准审评委员会审查通过。食品安全国家标准审评委员会由医学、农业、食品、营养、生物、环境等方面的专家以及国务院有关部门、食品行业协会、消费者协会的代表组成，对食品安全国家标准草案的科学性和实用性等进行审查。

第二十九条　对地方特色食品，没有食品安全国家标准的，省、自治区、直辖市人民政府卫生行政部门可以制定并公布食品安全地方标准，报国务院卫生行政部门备案。食品安全国家标准制定后，该地方标准即行废止。

第三十条　国家鼓励食品生产企业制定严于食品安全国家标准或者地方标准的企业标准，在本企业适用，并报省、自治区、直辖市人民政府卫生行政部门备案。

第三十一条　省级以上人民政府卫生行政部门应当在其网站上公布制定和备案的食品安全国家标准、地方标准和企业标准，供公众免费查阅、下载。对食品安全标准执行过程中的问题，县级以上人民政府卫生行政部门应当会同有关部门及时给予指导、解答。

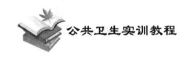

第三十二条　省级以上人民政府卫生行政部门应当会同同级食品安全监督管理、农业行政等部门，分别对食品安全国家标准和地方标准的执行情况进行跟踪评价，并根据评价结果及时修订食品安全标准。省级以上人民政府食品安全监督管理、农业行政等部门应当对食品安全标准执行中存在的问题进行收集、汇总，并及时向同级卫生行政部门通报。食品生产经营者、食品行业协会发现食品安全标准在执行中存在问题的，应当立即向卫生行政部门报告。

第四章　食品生产经营

第一节　一般规定

第三十三条　食品生产经营应当符合食品安全标准，并符合下列要求：

（一）具有与生产经营的食品品种、数量相适应的食品原料处理和食品加工、包装、贮存等场所，保持该场所环境整洁，并与有毒、有害场所以及其他污染源保持规定的距离；

（二）具有与生产经营的食品品种、数量相适应的生产经营设备或者设施，有相应的消毒、更衣、盥洗、采光、照明、通风、防腐、防尘、防蝇、防鼠、防虫、洗涤以及处理废水、存放垃圾和废弃物的设备或者设施；

（三）有专职或者兼职的食品安全专业技术人员、食品安全管理人员和保证食品安全的规章制度；

（四）具有合理的设备布局和工艺流程，防止待加工食品与直接入口食品、原料与成品交叉污染，避免食品接触有毒物、不洁物；

（五）餐具、饮具和盛放直接入口食品的容器，使用前应当洗净、消毒，炊具、用具用后应当洗净，保持清洁；

（六）贮存、运输和装卸食品的容器、工具和设备应当安全、无害，保持清洁，防止食品污染，并符合保证食品安全所需的温度、湿度等特殊要求，不得将食品与有毒、有害物品一同贮存、运输；

（七）直接入口的食品应当使用无毒、清洁的包装材料、餐具、饮具和容器；

（八）食品生产经营人员应当保持个人卫生，生产经营食品时，应当将手洗净，穿戴清洁的工作衣、帽等；销售无包装的直接入口食品时，应当使用无毒、清洁的容器、售货工具和设备；

（九）用水应当符合国家规定的生活饮用水卫生标准；

（十）使用的洗涤剂、消毒剂应当对人体安全、无害；

（十一）法律、法规规定的其他要求。非食品生产经营者从事食品贮存、运输和装卸的，应当符合前款第六项的规定。

第三十四条　禁止生产经营下列食品、食品添加剂、食品相关产品：

（一）用非食品原料生产的食品或者添加食品添加剂以外的化学物质和其他可能危害人体健康物质的食品，或者用回收食品作为原料生产的食品；

（二）致病性微生物，农药残留、兽药残留、生物毒素、重金属等污染物质以及其他危害人体健康的物质含量超过食品安全标准限量的食品、食品添加剂、食品相关产品；

（三）用超过保质期的食品原料、食品添加剂生产的食品、食品添加剂；

（四）超范围、超限量使用食品添加剂的食品；

（五）营养成分不符合食品安全标准的专供婴幼儿和其他特定人群的主辅食品；

（六）腐败变质、油脂酸败、霉变生虫、污秽不洁、混有异物、掺假掺杂或者感官性状异常的食品、食品添加剂；

（七）病死、毒死或者死因不明的禽、畜、兽、水产动物肉类及其制品；

（八）未按规定进行检疫或者检疫不合格的肉类，或者未经检验或者检验不合格的肉类制品；

（九）被包装材料、容器、运输工具等污染的食品、食品添加剂；

（十）标注虚假生产日期、保质期或者超过保质期的食品、食品添加剂；

（十一）无标签的预包装食品、食品添加剂；

（十二）国家为防病等特殊需要明令禁止生产经营的食品；

（十三）其他不符合法律、法规或者食品安全标准的食品、食品添加剂、食品相关产品。

第三十五条　国家对食品生产经营实行许可制度。从事食品生产、食品销售、餐饮服务，应当依法取得许可。但是，销售食用农产品和仅销售预包装食品的，不需要取得许可。仅销售预包装食品的，应当报所在地县级以上地方人民政府食品安全监督管理部门备案。

第三十六条　食品生产加工小作坊和食品摊贩等从事食品生产经营活动，应当符合本法规定的与其生产经营规模、条件相适应的食品安全要求，保证所生产

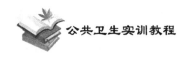

经营的食品卫生、无毒、无害，食品安全监督管理部门应当对其加强监督管理。

县级以上地方人民政府应当对食品生产加工小作坊、食品摊贩等进行综合治理，加强服务和统一规划，改善其生产经营环境，鼓励和支持其改进生产经营条件，进入集中交易市场、店铺等固定场所经营，或者在指定的临时经营区域、时段经营。

食品生产加工小作坊和食品摊贩等的具体管理办法由省、自治区、直辖市制定。

第三十七条　利用新的食品原料生产食品，或者生产食品添加剂新品种、食品相关产品新品种，应当向国务院卫生行政部门提交相关产品的安全性评估材料。国务院卫生行政部门应当自收到申请之日起六十日内组织审查；对符合食品安全要求的，准予许可并公布；对不符合食品安全要求的，不予许可并书面说明理由。

第三十八条　生产经营的食品中不得添加药品，但是可以添加按照传统既是食品又是中药材的物质。按照传统既是食品又是中药材的物质目录由国务院卫生行政部门会同国务院食品安全监督管理部门制定、公布。

第三十九条　国家对食品添加剂生产实行许可制度。从事食品添加剂生产，应当具有与所生产食品添加剂品种相适应的场所、生产设备或者设施、专业技术人员和管理制度，并依照本法第三十五条第二款规定的程序，取得食品添加剂生产许可。

生产食品添加剂应当符合法律、法规和食品安全国家标准。

第四十条　食品添加剂应当在技术上确有必要且经过风险评估证明安全可靠，方可列入允许使用的范围；有关食品安全国家标准应当根据技术必要性和食品安全风险评估结果及时修订。

食品生产经营者应当按照食品安全国家标准使用食品添加剂。

第四十一条　生产食品相关产品应当符合法律、法规和食品安全国家标准。对直接接触食品的包装材料等具有较高风险的食品相关产品，按照国家有关工业产品生产许可证管理的规定实施生产许可。食品安全监督管理部门应当加强对食品相关产品生产活动的监督管理。

第四十二条　国家建立食品安全全程追溯制度。

食品生产经营者应当依照本法的规定，建立食品安全追溯体系，保证食品可追溯。国家鼓励食品生产经营者采用信息化手段采集、留存生产经营信息，建立食品安全追溯体系。

　　国务院食品安全监督管理部门会同国务院农业行政等有关部门建立食品安全全程追溯协作机制。

　　第四十三条　地方各级人民政府应当采取措施鼓励食品规模化生产和连锁经营、配送。

　　国家鼓励食品生产经营企业参加食品安全责任保险。

第二节　生产经营过程控制

　　第四十四条　食品生产经营企业应当建立健全食品安全管理制度，对职工进行食品安全知识培训，加强食品检验工作，依法从事生产经营活动。

　　食品生产经营企业的主要负责人应当落实企业食品安全管理制度，对本企业的食品安全工作全面负责。

　　食品生产经营企业应当配备食品安全管理人员，加强对其培训和考核。经考核不具备食品安全管理能力的，不得上岗。食品安全监督管理部门应当对企业食品安全管理人员随机进行监督抽查考核并公布考核情况。监督抽查考核不得收取费用。

　　第四十五条　食品生产经营者应当建立并执行从业人员健康管理制度。患有国务院卫生行政部门规定的有碍食品安全疾病的人员，不得从事接触直接入口食品的工作。

　　从事接触直接入口食品工作的食品生产经营人员应当每年进行健康检查，取得健康证明后方可上岗工作。

　　第四十六条　食品生产企业应当就下列事项制定并实施控制要求，保证所生产的食品符合食品安全标准：

　　（一）原料采购、原料验收、投料等原料控制；

　　（二）生产工序、设备、贮存、包装等生产关键环节控制；

　　（三）原料检验、半成品检验、成品出厂检验等检验控制；

　　（四）运输和交付控制。

　　第四十七条　食品生产经营者应当建立食品安全自查制度，定期对食品安全状况进行检查评价。生产经营条件发生变化，不再符合食品安全要求的，食品生产经营者应当立即采取整改措施；有发生食品安全事故潜在风险的，应当立即停止食品生产经营活动，并向所在地县级人民政府食品安全监督管理部门报告。

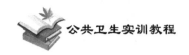

第四十八条　国家鼓励食品生产经营企业符合良好生产规范要求，实施危害分析与关键控制点体系，提高食品安全管理水平。

对通过良好生产规范、危害分析与关键控制点体系认证的食品生产经营企业，认证机构应当依法实施跟踪调查；对不再符合认证要求的企业，应当依法撤销认证，及时向县级以上人民政府食品安全监督管理部门通报，并向社会公布。认证机构实施跟踪调查不得收取费用。

第四十九条　食用农产品生产者应当按照食品安全标准和国家有关规定使用农药、肥料、兽药、饲料和饲料添加剂等农业投入品，严格执行农业投入品使用安全间隔期或者休药期的规定，不得使用国家明令禁止的农业投入品。禁止将剧毒、高毒农药用于蔬菜、瓜果、茶叶和中草药材等国家规定的农作物。

食用农产品的生产企业和农民专业合作经济组织应当建立农业投入品使用记录制度。

县级以上人民政府农业行政部门应当加强对农业投入品使用的监督管理和指导，建立健全农业投入品安全使用制度。

第五十条　食品生产者采购食品原料、食品添加剂、食品相关产品，应当查验供货者的许可证和产品合格证明；对无法提供合格证明的食品原料，应当按照食品安全标准进行检验；不得采购或者使用不符合食品安全标准的食品原料、食品添加剂、食品相关产品。

食品生产企业应当建立食品原料、食品添加剂、食品相关产品进货查验记录制度，如实记录食品原料、食品添加剂、食品相关产品的名称、规格、数量、生产日期或者生产批号、保质期、进货日期以及供货者名称、地址、联系方式等内容，并保存相关凭证。记录和凭证保存期限不得少于产品保质期满后六个月；没有明确保质期的，保存期限不得少于二年。

第五十一条　食品生产企业应当建立食品出厂检验记录制度，查验出厂食品的检验合格证和安全状况，如实记录食品的名称、规格、数量、生产日期或者生产批号、保质期、检验合格证号、销售日期以及购货者名称、地址、联系方式等内容，并保存相关凭证。记录和凭证保存期限应当符合本法第五十条第二款的规定。

第五十二条　食品、食品添加剂、食品相关产品的生产者，应当按照食品安全标准对所生产的食品、食品添加剂、食品相关产品进行检验，检验合格后方可出厂或者销售。

第五十三条　食品经营者采购食品，应当查验供货者的许可证和食品出厂检验合格证或者其他合格证明（以下称合格证明文件）。

食品经营企业应当建立食品进货查验记录制度，如实记录食品的名称、规格、数量、生产日期或者生产批号、保质期、进货日期以及供货者名称、地址、联系方式等内容，并保存相关凭证。记录和凭证保存期限应当符合本法第五十条第二款的规定。

实行统一配送经营方式的食品经营企业，可以由企业总部统一查验供货者的许可证和食品合格证明文件，进行食品进货查验记录。

从事食品批发业务的经营企业应当建立食品销售记录制度，如实记录批发食品的名称、规格、数量、生产日期或者生产批号、保质期、销售日期以及购货者名称、地址、联系方式等内容，并保存相关凭证。记录和凭证保存期限应当符合本法第五十条第二款的规定。

第五十四条　食品经营者应当按照保证食品安全的要求贮存食品，定期检查库存食品，及时清理变质或者超过保质期的食品。

食品经营者贮存散装食品，应当在贮存位置标明食品的名称、生产日期或者生产批号、保质期、生产者名称及联系方式等内容。

第五十五条　餐饮服务提供者应当制定并实施原料控制要求，不得采购不符合食品安全标准的食品原料。倡导餐饮服务提供者公开加工过程，公示食品原料及其来源等信息。

餐饮服务提供者在加工过程中应当检查待加工的食品及原料，发现有本法第三十四条第六项规定情形的，不得加工或者使用。

第五十六条　餐饮服务提供者应当定期维护食品加工、贮存、陈列等设施、设备；定期清洗、校验保温设施及冷藏、冷冻设施。

餐饮服务提供者应当按照要求对餐具、饮具进行清洗消毒，不得使用未经清洗消毒的餐具、饮具；餐饮服务提供者委托清洗消毒餐具、饮具的，应当委托符合本法规定条件的餐具、饮具集中消毒服务单位。

第五十七条　学校、托幼机构、养老机构、建筑工地等集中用餐单位的食堂应当严格遵守法律、法规和食品安全标准；从供餐单位订餐的，应当从取得食品生产经营许可的企业订购，并按照要求对订购的食品进行查验。供餐单位应当严格遵守法律、法规和食品安全标准，当餐加工，确保食品安全。

学校、托幼机构、养老机构、建筑工地等集中用餐单位的主管部门应当加强

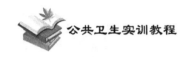

对集中用餐单位的食品安全教育和日常管理，降低食品安全风险，及时消除食品安全隐患。

第五十八条　餐具、饮具集中消毒服务单位应当具备相应的作业场所、清洗消毒设备或者设施，用水和使用的洗涤剂、消毒剂应当符合相关食品安全国家标准和其他国家标准、卫生规范。

餐具、饮具集中消毒服务单位应当对消毒餐具、饮具进行逐批检验，检验合格后方可出厂，并应当随附消毒合格证明。消毒后的餐具、饮具应当在独立包装上标注单位名称、地址、联系方式、消毒日期以及使用期限等内容。

第五十九条　食品添加剂生产者应当建立食品添加剂出厂检验记录制度，查验出厂产品的检验合格证和安全状况，如实记录食品添加剂的名称、规格、数量、生产日期或者生产批号、保质期、检验合格证号、销售日期以及购货者名称、地址、联系方式等相关内容，并保存相关凭证。记录和凭证保存期限应当符合本法第五十条第二款的规定。

第六十条　食品添加剂经营者采购食品添加剂，应当依法查验供货者的许可证和产品合格证明文件，如实记录食品添加剂的名称、规格、数量、生产日期或者生产批号、保质期、进货日期以及供货者名称、地址、联系方式等内容，并保存相关凭证。记录和凭证保存期限应当符合本法第五十条第二款的规定。

第六十一条　集中交易市场的开办者、柜台出租者和展销会举办者，应当依法审查入场食品经营者的许可证，明确其食品安全管理责任，定期对其经营环境和条件进行检查，发现其有违反本法规定行为的，应当及时制止并立即报告所在地县级人民政府食品安全监督管理部门。

第六十二条　网络食品交易第三方平台提供者应当对入网食品经营者进行实名登记，明确其食品安全管理责任；依法应当取得许可证的，还应当审查其许可证。

网络食品交易第三方平台提供者发现入网食品经营者有违反本法规定行为的，应当及时制止并立即报告所在地县级人民政府食品安全监督管理部门；发现严重违法行为的，应当立即停止提供网络交易平台服务。

第六十三条　国家建立食品召回制度。食品生产者发现其生产的食品不符合食品安全标准或者有证据证明可能危害人体健康的，应当立即停止生产，召回已经上市销售的食品，通知相关生产经营者和消费者，并记录召回和通知情况。

食品经营者发现其经营的食品有前款规定情形的，应当立即停止经营，通知相关生产经营者和消费者，并记录停止经营和通知情况。食品生产者认为应当召回的，应当立即召回。由于食品经营者的原因造成其经营的食品有前款规定情形的，食品经营者应当召回。

食品生产经营者应当对召回的食品采取无害化处理、销毁等措施，防止其再次流入市场。但是，对因标签、标志或者说明书不符合食品安全标准而被召回的食品，食品生产者在采取补救措施且能保证食品安全的情况下可以继续销售；销售时应当向消费者明示补救措施。

食品生产经营者应当将食品召回和处理情况向所在地县级人民政府食品安全监督管理部门报告；需要对召回的食品进行无害化处理、销毁的，应当提前报告时间、地点。食品安全监督管理部门认为必要的，可以实施现场监督。

食品生产经营者未依照本条规定召回或者停止经营的，县级以上人民政府食品安全监督管理部门可以责令其召回或者停止经营。

第六十四条　食用农产品批发市场应当配备检验设备和检验人员或者委托符合本法规定的食品检验机构，对进入该批发市场销售的食用农产品进行抽样检验；发现不符合食品安全标准的，应当要求销售者立即停止销售，并向食品安全监督管理部门报告。

第六十五条　食用农产品销售者应当建立食用农产品进货查验记录制度，如实记录食用农产品的名称、数量、进货日期以及供货者名称、地址、联系方式等内容，并保存相关凭证。记录和凭证保存期限不得少于六个月。

第六十六条　进入市场销售的食用农产品在包装、保鲜、贮存、运输中使用保鲜剂、防腐剂等食品添加剂和包装材料等食品相关产品，应当符合食品安全国家标准。

第三节　标签、说明书和广告

第六十七条　预包装食品的包装上应当有标签。标签应当标明下列事项：

（一）名称、规格、净含量、生产日期；

（二）成分或者配料表；

（三）生产者的名称、地址、联系方式；

（四）保质期；

（五）产品标准代号；

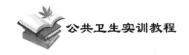

（六）贮存条件；

（七）所使用的食品添加剂在国家标准中的通用名称；

（八）生产许可证编号；

（九）法律、法规或者食品安全标准规定应当标明的其他事项。

专供婴幼儿和其他特定人群的主辅食品，其标签还应当标明主要营养成分及其含量。

食品安全国家标准对标签标注事项另有规定的，从其规定。

第六十八条　食品经营者销售散装食品，应当在散装食品的容器、外包装上标明食品的名称、生产日期或者生产批号、保质期以及生产经营者名称、地址、联系方式等内容。

第六十九条　生产经营转基因食品应当按照规定显著标示。

第七十条　食品添加剂应当有标签、说明书和包装。标签、说明书应当载明本法第六十七条第一款第一项至第六项、第八项、第九项规定的事项，以及食品添加剂的使用范围、用量、使用方法，并在标签上载明"食品添加剂"字样。

第七十一条　食品和食品添加剂的标签、说明书，不得含有虚假内容，不得涉及疾病预防、治疗功能。生产经营者对其提供的标签、说明书的内容负责。

食品和食品添加剂的标签、说明书应当清楚、明显，生产日期、保质期等事项应当显著标注，容易辨识。

食品和食品添加剂与其标签、说明书的内容不符的，不得上市销售。

第七十二条　食品经营者应当按照食品标签标示的警示标志、警示说明或者注意事项的要求销售食品。

第七十三条　食品广告的内容应当真实合法，不得含有虚假内容，不得涉及疾病预防、治疗功能。食品生产经营者对食品广告内容的真实性、合法性负责。

县级以上人民政府食品安全监督管理部门和其他有关部门以及食品检验机构、食品行业协会不得以广告或者其他形式向消费者推荐食品。消费者组织不得以收取费用或者其他牟取利益的方式向消费者推荐食品。

第四节　特殊食品

第七十四条　国家对保健食品、特殊医学用途配方食品和婴幼儿配方食品等特殊食品实行严格监督管理。

第七十五条　保健食品声称保健功能，应当具有科学依据，不得对人体产生急性、亚急性或者慢性危害。

保健食品原料目录和允许保健食品声称的保健功能目录，由国务院食品安全监督管理部门会同国务院卫生行政部门、国家中医药管理部门制定、调整并公布。

保健食品原料目录应当包括原料名称、用量及其对应的功效；列入保健食品原料目录的原料只能用于保健食品生产，不得用于其他食品生产。

第七十六条　使用保健食品原料目录以外原料的保健食品和首次进口的保健食品应当经国务院食品安全监督管理部门注册。但是，首次进口的保健食品中属于补充维生素、矿物质等营养物质的，应当报国务院食品安全监督管理部门备案。其他保健食品应当报省、自治区、直辖市人民政府食品安全监督管理部门备案。

进口的保健食品应当是出口国（地区）主管部门准许上市销售的产品。

第七十七条　依法应当注册的保健食品，注册时应当提交保健食品的研发报告、产品配方、生产工艺、安全性和保健功能评价、标签、说明书等材料及样品，并提供相关证明文件。国务院食品安全监督管理部门经组织技术审评，对符合安全和功能声称要求的，准予注册；对不符合要求的，不予注册并书面说明理由。对使用保健食品原料目录以外原料的保健食品作出准予注册决定的，应当及时将该原料纳入保健食品原料目录。

依法应当备案的保健食品，备案时应当提交产品配方、生产工艺、标签、说明书以及表明产品安全性和保健功能的材料。

第七十八条　保健食品的标签、说明书不得涉及疾病预防、治疗功能，内容应当真实，与注册或者备案的内容相一致，载明适宜人群、不适宜人群、功效成分或者标志性成分及其含量等，并声明"本品不能代替药物"。保健食品的功能和成分应当与标签、说明书相一致。

第七十九条　保健食品广告除应当符合本法第七十三条第一款的规定外，还应当声明"本品不能代替药物"；其内容应当经生产企业所在地省、自治区、直辖市人民政府食品安全监督管理部门审查批准，取得保健食品广告批准文件。省、自治区、直辖市人民政府食品安全监督管理部门应当公布并及时更新已经批准的保健食品广告目录以及批准的广告内容。

第八十条　特殊医学用途配方食品应当经国务院食品安全监督管理部门注册。注册时，应当提交产品配方、生产工艺、标签、说明书以及表明产品安全性、营养充足性和特殊医学用途临床效果的材料。

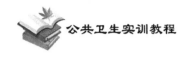

特殊医学用途配方食品广告适用《中华人民共和国广告法》和其他法律、行政法规关于药品广告管理的规定。

第八十一条　婴幼儿配方食品生产企业应当实施从原料进厂到成品出厂的全过程质量控制，对出厂的婴幼儿配方食品实施逐批检验，保证食品安全。

生产婴幼儿配方食品使用的生鲜乳、辅料等食品原料、食品添加剂等，应当符合法律、行政法规的规定和食品安全国家标准，保证婴幼儿生长发育所需的营养成分。

婴幼儿配方食品生产企业应当将食品原料、食品添加剂、产品配方及标签等事项向省、自治区、直辖市人民政府食品安全监督管理部门备案。

婴幼儿配方乳粉的产品配方应当经国务院食品安全监督管理部门注册。注册时，应当提交配方研发报告和其他表明配方科学性、安全性的材料。

不得以分装方式生产婴幼儿配方乳粉，同一企业不得用同一配方生产不同品牌的婴幼儿配方乳粉。

第八十二条　保健食品、特殊医学用途配方食品、婴幼儿配方乳粉的注册人或者备案人应当对其提交材料的真实性负责。

省级以上人民政府食品安全监督管理部门应当及时公布注册或者备案的保健食品、特殊医学用途配方食品、婴幼儿配方乳粉目录，并对注册或者备案中获知的企业商业秘密予以保密。

保健食品、特殊医学用途配方食品、婴幼儿配方乳粉生产企业应当按照注册或者备案的产品配方、生产工艺等技术要求组织生产。

第八十三条　生产保健食品，特殊医学用途配方食品、婴幼儿配方食品和其他专供特定人群的主辅食品的企业，应当按照良好生产规范的要求建立与所生产食品相适应的生产质量管理体系，定期对该体系的运行情况进行自查，保证其有效运行，并向所在地县级人民政府食品安全监督管理部门提交自查报告。

第五章　食品检验

第八十四条　食品检验机构按照国家有关认证认可的规定取得资质认定后，方可从事食品检验活动。但是，法律另有规定的除外。食品检验机构的资质认定条件和检验规范，由国务院食品安全监督管理部门规定。符合本法规定的食品检验机构出具的检验报告具有同等效力。县级以上人民政府应当整合食品检验资源，实现资源共享。

　　第八十五条　食品检验由食品检验机构指定的检验人独立进行。检验人应当依照有关法律、法规的规定，并按照食品安全标准和检验规范对食品进行检验，尊重科学，恪守职业道德，保证出具的检验数据和结论客观、公正，不得出具虚假检验报告。

　　第八十六条　食品检验实行食品检验机构与检验人负责制。食品检验报告应当加盖食品检验机构公章，并有检验人的签名或者盖章。食品检验机构和检验人对出具的食品检验报告负责。

　　第八十七条　县级以上人民政府食品安全监督管理部门应当对食品进行定期或者不定期的抽样检验，并依据有关规定公布检验结果，不得免检。进行抽样检验，应当购买抽取的样品，委托符合本法规定的食品检验机构进行检验，并支付相关费用；不得向食品生产经营者收取检验费和其他费用。

　　第八十八条　对依照本法规定实施的检验结论有异议的，食品生产经营者可以自收到检验结论之日起七个工作日内向实施抽样检验的食品安全监督管理部门或者其上一级食品安全监督管理部门提出复检申请，由受理复检申请的食品安全监督管理部门在公布的复检机构名录中随机确定复检机构进行复检。复检机构出具的复检结论为最终检验结论。复检机构与初检机构不得为同一机构。复检机构名录由国务院认证认可监督管理、食品安全监督管理、卫生行政、农业行政等部门共同公布。采用国家规定的快速检测方法对食用农产品进行抽查检测，被抽查人对检测结果有异议的，可以自收到检测结果时起四小时内申请复检。复检不得采用快速检测方法。

　　第八十九条　食品生产企业可以自行对所生产的食品进行检验，也可以委托符合本法规定的食品检验机构进行检验。食品行业协会和消费者协会等组织、消费者需要委托食品检验机构对食品进行检验的，应当委托符合本法规定的食品检验机构进行。

　　第九十条　食品添加剂的检验，适用本法有关食品检验的规定。

第六章　食品进出口

　　第九十一条　国家出入境检验检疫部门对进出口食品安全实施监督管理。
　　第九十二条　进口的食品、食品添加剂、食品相关产品应当符合我国食品安

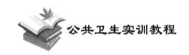

全国家标准。进口的食品、食品添加剂应当经出入境检验检疫机构依照进出口商品检验相关法律、行政法规的规定检验合格。进口的食品、食品添加剂应当按照国家出入境检验检疫部门的要求随附合格证明材料。

第九十三条 进口尚无食品安全国家标准的食品，由境外出口商、境外生产企业或者其委托的进口商向国务院卫生行政部门提交所执行的相关国家（地区）标准或者国际标准。国务院卫生行政部门对相关标准进行审查，认为符合食品安全要求的，决定暂予适用，并及时制定相应的食品安全国家标准。进口利用新的食品原料生产的食品或者进口食品添加剂新品种、食品相关产品新品种，依照本法第三十七条的规定办理。出入境检验检疫机构按照国务院卫生行政部门的要求，对前款规定的食品、食品添加剂、食品相关产品进行检验。检验结果应当公开。

第九十四条 境外出口商、境外生产企业应当保证向我国出口的食品、食品添加剂、食品相关产品符合本法以及我国其他有关法律、行政法规的规定和食品安全国家标准的要求，并对标签、说明书的内容负责。进口商应当建立境外出口商、境外生产企业审核制度，重点审核前款规定的内容；审核不合格的，不得进口。发现进口食品不符合我国食品安全国家标准或者有证据证明可能危害人体健康的，进口商应当立即停止进口，并依照本法第六十三条的规定召回。

第九十五条 境外发生的食品安全事件可能对我国境内造成影响，或者在进口食品、食品添加剂、食品相关产品中发现严重食品安全问题的，国家出入境检验检疫部门应当及时采取风险预警或者控制措施，并向国务院食品安全监督管理、卫生行政、农业行政部门通报。接到通报的部门应当及时采取相应措施。县级以上人民政府食品安全监督管理部门对国内市场上销售的进口食品、食品添加剂实施监督管理。发现存在严重食品安全问题的，国务院食品安全监督管理部门应当及时向国家出入境检验检疫部门通报。国家出入境检验检疫部门应当及时采取相应措施。

第九十六条 向我国境内出口食品的境外出口商或者代理商、进口食品的进口商应当向国家出入境检验检疫部门备案。向我国境内出口食品的境外食品生产企业应当经国家出入境检验检疫部门注册。已经注册的境外食品生产企业提供虚假材料，或者因其自身的原因致使进口食品发生重大食品安全事故的，国家出入境检验检疫部门应当撤销注册并公告。国家出入境检验检疫部门应当定期公布已经备案的境外出口商、代理商、进口商和已经注册的境外食品生产企业名单。

第九十七条 进口的预包装食品、食品添加剂应当有中文标签；依法应当有说明书的，还应当有中文说明书。标签、说明书应当符合本法以及我国其他有关法律、行政法规的规定和食品安全国家标准的要求，并载明食品的原产地以及境内代理商的名称、地址、联系方式。预包装食品没有中文标签、中文说明书或者标签、说明书不符合本条规定的，不得进口。

第九十八条　进口商应当建立食品、食品添加剂进口和销售记录制度，如实记录食品、食品添加剂的名称、规格、数量、生产日期、生产或者进口批号、保质期、境外出口商和购货者名称、地址及联系方式、交货日期等内容，并保存相关凭证。记录和凭证保存期限应当符合本法第五十条第二款的规定。

第九十九条　出口食品生产企业应当保证其出口食品符合进口国（地区）的标准或者合同要求。出口食品生产企业和出口食品原料种植、养殖场应当向国家出入境检验检疫部门备案。

第一百条　国家出入境检验检疫部门应当收集、汇总下列进出口食品安全信息，并及时通报相关部门、机构和企业：

（一）出入境检验检疫机构对进出口食品实施检验检疫发现的食品安全信息；

（二）食品行业协会和消费者协会等组织、消费者反映的进口食品安全信息；

（三）国际组织、境外政府机构发布的风险预警信息及其他食品安全信息，以及境外食品行业协会等组织、消费者反映的食品安全信息；

（四）其他食品安全信息。国家出入境检验检疫部门应当对进出口食品的进口商、出口商和出口食品生产企业实施信用管理，建立信用记录，并依法向社会公布。对有不良记录的进口商、出口商和出口食品生产企业，应当加强对其进出口食品的检验检疫。

第一百零一条　国家出入境检验检疫部门可以对向我国境内出口食品的国家（地区）的食品安全管理体系和食品安全状况进行评估和审查，并根据评估和审查结果，确定相应检验检疫要求。

第七章　食品安全事故处置

第一百零二条　国务院组织制定国家食品安全事故应急预案。县级以上地方人民政府应当根据有关法律、法规的规定和上级人民政府的食品安全事故应急预案以及本行政区域的实际情况，制定本行政区域的食品安全事故应急预案，并报上一级人民政府备案。食品安全事故应急预案应当对食品安全事故分级、事故处

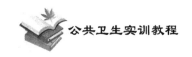

置组织指挥体系与职责、预防预警机制、处置程序、应急保障措施等做出规定。食品生产经营企业应当制定食品安全事故处置方案，定期检查本企业各项食品安全防范措施的落实情况，及时消除事故隐患。

第一百零三条　发生食品安全事故的单位应当立即采取措施，防止事故扩大。事故单位和接收病人进行治疗的单位应当及时向事故发生地县级人民政府食品安全监督管理、卫生行政部门报告。县级以上人民政府农业行政等部门在日常监督管理中发现食品安全事故或者接到事故举报，应当立即向同级食品安全监督管理部门通报。发生食品安全事故，接到报告的县级人民政府食品安全监督管理部门应当按照应急预案的规定向本级人民政府和上级人民政府食品安全监督管理部门报告。县级人民政府和上级人民政府食品安全监督管理部门应当按照应急预案的规定上报。任何单位和个人不得对食品安全事故隐瞒、谎报、缓报，不得隐匿、伪造、毁灭有关证据。

第一百零四条　医疗机构发现其接收的病人属于食源性疾病病人或者疑似病人的，应当按照规定及时将相关信息向所在地县级人民政府卫生行政部门报告。县级人民政府卫生行政部门认为与食品安全有关的，应当及时通报同级食品安全监督管理部门。县级以上人民政府卫生行政部门在调查处理传染病或者其他突发公共卫生事件中发现与食品安全相关的信息，应当及时通报同级食品安全监督管理部门。

第一百零五条　县级以上人民政府食品安全监督管理部门接到食品安全事故的报告后，应当立即会同同级卫生行政、农业行政等部门进行调查处理，并采取下列措施，防止或者减轻社会危害：

（一）开展应急救援工作，组织救治因食品安全事故导致人身伤害的人员；

（二）封存可能导致食品安全事故的食品及其原料，并立即进行检验；对确认属于被污染的食品及其原料，责令食品生产经营者依照本法第六十三条的规定召回或者停止经营；

（三）封存被污染的食品相关产品，并责令进行清洗消毒；

（四）做好信息发布工作，依法对食品安全事故及其处理情况进行发布，并对可能产生的危害加以解释、说明。发生食品安全事故需要启动应急预案的，县级以上人民政府应当立即成立事故处置指挥机构，启动应急预案，依照前款和应急预案的规定进行处置。发生食品安全事故，县级以上疾病预防控制机构应当对事故现场进行卫生处理，并对与事故有关的因素开展流行病学调查，有关部门应当予以协助。县级以上疾病预防控制机构应当向同级食品安全监督管理、卫生行政部门提交流行病学调查报告。

第一百零六条　发生食品安全事故，设区的市级以上人民政府食品安全监督管理部门应当立即会同有关部门进行事故责任调查，督促有关部门履行职责，向本级人民政府和上一级人民政府食品安全监督管理部门提出事故责任调查处理报告。涉及两个以上省、自治区、直辖市的重大食品安全事故由国务院食品安全监督管理部门依照前款规定组织事故责任调查。

第一百零七条　调查食品安全事故，应当坚持实事求是、尊重科学的原则，及时、准确查清事故性质和原因，认定事故责任，提出整改措施。调查食品安全事故，除了查明事故单位的责任，还应当查明有关监督管理部门、食品检验机构、认证机构及其工作人员的责任。

第一百零八条　食品安全事故调查部门有权向有关单位和个人了解与事故有关的情况，并要求提供相关资料和样品。有关单位和个人应当予以配合，按照要求提供相关资料和样品，不得拒绝。任何单位和个人不得阻挠、干涉食品安全事故的调查处理。

第八章　监督管理

第一百零九条　县级以上人民政府食品安全监督管理部门根据食品安全风险监测、风险评估结果和食品安全状况等，确定监督管理的重点、方式和频次，实施风险分级管理。县级以上地方人民政府组织本级食品安全监督管理、农业行政等部门制定本行政区域的食品安全年度监督管理计划，向社会公布并组织实施。食品安全年度监督管理计划应当将下列事项作为监督管理的重点：

（一）专供婴幼儿和其他特定人群的主辅食品；

（二）保健食品生产过程中的添加行为和按照注册或者备案的技术要求组织生产的情况，保健食品标签、说明书以及宣传材料中有关功能宣传的情况；

（三）发生食品安全事故风险较高的食品生产经营者；

（四）食品安全风险监测结果表明可能存在食品安全隐患的事项。

第一百一十条　县级以上人民政府食品安全监督管理部门履行食品安全监督管理职责，有权采取下列措施，对生产经营者遵守本法的情况进行监督检查：

（一）进入生产经营场所实施现场检查；

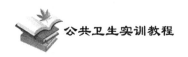

（二）对生产经营的食品、食品添加剂、食品相关产品进行抽样检验；

（三）查阅、复制有关合同、票据、账簿以及其他有关资料；

（四）查封、扣押有证据证明不符合食品安全标准或者有证据证明存在安全隐患以及用于违法生产经营的食品、食品添加剂、食品相关产品；

（五）查封违法从事生产经营活动的场所。

第一百一十一条　对食品安全风险评估结果证明食品存在安全隐患，需要制定、修订食品安全标准的，在制定、修订食品安全标准前，国务院卫生行政部门应当及时会同国务院有关部门规定食品中有害物质的临时限量值和临时检验方法，作为生产经营和监督管理的依据。

第一百一十二条　县级以上人民政府食品安全监督管理部门在食品安全监督管理工作中可以采用国家规定的快速检测方法对食品进行抽查检测。对抽查检测结果表明可能不符合食品安全标准的食品，应当依照本法第八十七条的规定进行检验。抽查检测结果确定有关食品不符合食品安全标准的，可以作为行政处罚的依据。

第一百一十三条　县级以上人民政府食品安全监督管理部门应当建立食品生产经营者食品安全信用档案，记录许可颁发、日常监督检查结果、违法行为查处等情况，依法向社会公布并实时更新；对有不良信用记录的食品生产经营者增加监督检查频次，对违法行为情节严重的食品生产经营者，可以通报投资主管部门、证券监督管理机构和有关的金融机构。

第一百一十四条　食品生产经营过程中存在食品安全隐患，未及时采取措施消除的，县级以上人民政府食品安全监督管理部门可以对食品生产经营者的法定代表人或者主要负责人进行责任约谈。食品生产经营者应当立即采取措施，进行整改，消除隐患。责任约谈情况和整改情况应当纳入食品生产经营者食品安全信用档案。

第一百一十五条　县级以上人民政府食品安全监督管理等部门应当公布本部门的电子邮件地址或者电话，接受咨询、投诉、举报。接到咨询、投诉、举报，对属于本部门职责的，应当受理并在法定期限内及时答复、核实、处理；对不属于本部门职责的，应当移交有权处理的部门并书面通知咨询、投诉、举报人。有权处理的部门应当在法定期限内及时处理，不得推诿。对查证属实的举报，给予举报人奖励。有关部门应当对举报人的信息予以保密，保护举报人的合法权益。举报人举报所在企业的，该企业不得以解除、变更劳动合同或者其他方式对举报人进行打击报复。

第一百一十六条　县级以上人民政府食品安全监督管理等部门应当加强对执法人员食品安全法律、法规、标准和专业知识与执法能力等的培训，并组织考核。不具备相应知识和能力的，不得从事食品安全执法工作。食品生产经营者、食品行业协会、消费者协会等发现食品安全执法人员在执法过程中有违反法律、法规规定的行为以及不规范执法行为的，可以向本级或者上级人民政府食品安全监督管理等部门或者监察机关投诉、举报。接到投诉、举报的部门或者机关应当进行核实，并将经核实的情况向食品安全执法人员所在部门通报；涉嫌违法违纪的，按照本法和有关规定处理。

第一百一十七条　县级以上人民政府食品安全监督管理等部门未及时发现食品安全系统性风险，未及时消除监督管理区域内的食品安全隐患的，本级人民政府可以对其主要负责人进行责任约谈。地方人民政府未履行食品安全职责，未及时消除区域性重大食品安全隐患的，上级人民政府可以对其主要负责人进行责任约谈。被约谈的食品安全监督管理等部门、地方人民政府应当立即采取措施，对食品安全监督管理工作进行整改。责任约谈情况和整改情况应当纳入地方人民政府和有关部门食品安全监督管理工作评议、考核记录。

第一百一十八条　国家建立统一的食品安全信息平台，实行食品安全信息统一公布制度。国家食品安全总体情况、食品安全风险警示信息、重大食品安全事故及其调查处理信息和国务院确定需要统一公布的其他信息由国务院食品安全监督管理部门统一公布。食品安全风险警示信息和重大食品安全事故及其调查处理信息的影响限于特定区域的，也可以由有关省、自治区、直辖市人民政府食品安全监督管理部门公布。未经授权不得发布上述信息。县级以上人民政府食品安全监督管理、农业行政部门依据各自职责公布食品安全日常监督管理信息。公布食品安全信息，应当做到准确、及时，并进行必要的解释说明，避免误导消费者和社会舆论。

第一百一十九条　县级以上地方人民政府食品安全监督管理、卫生行政、农业行政部门获知本法规定需要统一公布的信息，应当向上级主管部门报告，由上级主管部门立即报告国务院食品安全监督管理部门；必要时，可以直接向国务院食品安全监督管理部门报告。县级以上人民政府食品安全监督管理、卫生行政、农业行政部门应当相互通报获知的食品安全信息。

第一百二十条　任何单位和个人不得编造、散布虚假食品安全信息。县级以

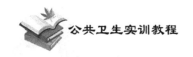

上人民政府食品安全监督管理部门发现可能误导消费者和社会舆论的食品安全信息，应当立即组织有关部门、专业机构、相关食品生产经营者等进行核实、分析，并及时公布结果。

第一百二十一条　县级以上人民政府食品安全监督管理等部门发现涉嫌食品安全犯罪的，应当按照有关规定及时将案件移送公安机关。对移送的案件，公安机关应当及时审查；认为有犯罪事实需要追究刑事责任的，应当立案侦查。公安机关在食品安全犯罪案件侦查过程中认为没有犯罪事实，或者犯罪事实显著轻微，不需要追究刑事责任，但依法应当追究行政责任的，应当及时将案件移送食品安全监督管理等部门和监察机关，有关部门应当依法处理。公安机关商请食品安全监督管理、生态环境等部门提供检验结论、认定意见以及对涉案物品进行无害化处理等协助的，有关部门应当及时提供，予以协助。

第九章　法律责任

第一百二十二条　违反本法规定，未取得食品生产经营许可从事食品生产经营活动，或者未取得食品添加剂生产许可从事食品添加剂生产活动的，由县级以上人民政府食品安全监督管理部门没收违法所得和违法生产经营的食品、食品添加剂以及用于违法生产经营的工具、设备、原料等物品；违法生产经营的食品、食品添加剂货值金额不足一万元的，并处五万元以上十万元以下罚款；货值金额一万元以上的，并处货值金额十倍以上二十倍以下罚款。明知从事前款规定的违法行为，仍为其提供生产经营场所或者其他条件的，由县级以上人民政府食品安全监督管理部门责令停止违法行为，没收违法所得，并处五万元以上十万元以下罚款；使消费者的合法权益受到损害的，应当与食品、食品添加剂生产经营者承担连带责任。

第一百二十三条　违反本法规定，有下列情形之一，尚不构成犯罪的，由县级以上人民政府食品安全监督管理部门没收违法所得和违法生产经营的食品，并可以没收用于违法生产经营的工具、设备、原料等物品；违法生产经营的食品货值金额不足一万元的，并处十万元以上十五万元以下罚款；货值金额一万元以上的，并处货值金额十五倍以上三十倍以下罚款；情节严重的，吊销许可证，并可以由公安机关对其直接负责的主管人员和其他直接责任人员处五日以上十五日以下拘留：

（一）用非食品原料生产食品、在食品中添加食品添加剂以外的化学物质和其他可能危害人体健康的物质，或者用回收食品作为原料生产食品，或者经营上述食品；

（二）生产经营营养成分不符合食品安全标准的专供婴幼儿和其他特定人群的主辅食品；

（三）经营病死、毒死或者死因不明的禽、畜、兽、水产动物肉类，或者生产经营其制品；

（四）经营未按规定进行检疫或者检疫不合格的肉类，或者生产经营未经检验或者检验不合格的肉类制品；

（五）生产经营国家为防病等特殊需要明令禁止生产经营的食品；

（六）生产经营添加药品的食品。

明知从事前款规定的违法行为，仍为其提供生产经营场所或者其他条件的，由县级以上人民政府食品安全监督管理部门责令停止违法行为，没收违法所得，并处十万元以上二十万元以下罚款；使消费者的合法权益受到损害的，应当与食品生产经营者承担连带责任。违法使用剧毒、高毒农药的，除依照有关法律、法规规定给予处罚外，可以由公安机关依照第一款规定给予拘留。

第一百二十四条　违反本法规定，有下列情形之一，尚不构成犯罪的，由县级以上人民政府食品安全监督管理部门没收违法所得和违法生产经营的食品、食品添加剂，并可以没收用于违法生产经营的工具、设备、原料等物品；违法生产经营的食品、食品添加剂货值金额不足一万元的，并处五万元以上十万元以下罚款；货值金额一万元以上的，并处货值金额十倍以上二十倍以下罚款；情节严重的，吊销许可证：

（一）生产经营致病性微生物，农药残留、兽药残留、生物毒素、重金属等污染物质以及其他危害人体健康的物质含量超过食品安全标准限量的食品、食品添加剂；

（二）用超过保质期的食品原料、食品添加剂生产食品、食品添加剂，或者经营上述食品、食品添加剂；

（三）生产经营超范围、超限量使用食品添加剂的食品；

（四）生产经营腐败变质、油脂酸败、霉变生虫、污秽不洁、混有异物、掺假掺杂或者感官性状异常的食品、食品添加剂；

（五）生产经营标注虚假生产日期、保质期或者超过保质期的食品、食品添

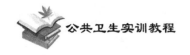

加剂；

（六）生产经营未按规定注册的保健食品、特殊医学用途配方食品、婴幼儿配方乳粉，或者未按注册的产品配方、生产工艺等技术要求组织生产；

（七）以分装方式生产婴幼儿配方乳粉，或者同一企业以同一配方生产不同品牌的婴幼儿配方乳粉；

（八）利用新的食品原料生产食品，或者生产食品添加剂新品种，未通过安全性评估；

（九）食品生产经营者在食品安全监督管理部门责令其召回或者停止经营后，仍拒不召回或者停止经营。

除前款和本法第一百二十三条、第一百二十五条规定的情形外，生产经营不符合法律、法规或者食品安全标准的食品、食品添加剂的，依照前款规定给予处罚。生产食品相关产品新品种，未通过安全性评估，或者生产不符合食品安全标准的食品相关产品的，由县级以上人民政府食品安全监督管理部门依照第一款规定给予处罚。

第一百二十五条　违反本法规定，有下列情形之一的，由县级以上人民政府食品安全监督管理部门没收违法所得和违法生产经营的食品、食品添加剂，并可以没收用于违法生产经营的工具、设备、原料等物品；违法生产经营的食品、食品添加剂货值金额不足一万元的，并处五千元以上五万元以下罚款；货值金额一万元以上的，并处货值金额五倍以上十倍以下罚款；情节严重的，责令停产停业，直至吊销许可证：

（一）生产经营被包装材料、容器、运输工具等污染的食品、食品添加剂；

（二）生产经营无标签的预包装食品、食品添加剂或者标签、说明书不符合本法规定的食品、食品添加剂；

（三）生产经营转基因食品未按规定进行标示；

（四）食品生产经营者采购或者使用不符合食品安全标准的食品原料、食品添加剂、食品相关产品。生产经营的食品、食品添加剂的标签、说明书存在瑕疵但不影响食品安全且不会对消费者造成误导的，由县级以上人民政府食品安全监督管理部门责令改正；拒不改正的，处二千元以下罚款。

第一百二十六条　违反本法规定，有下列情形之一的，由县级以上人民政府食品安全监督管理部门责令改正，给予警告；拒不改正的，处五千元以上五万元以下罚款；情节严重的，责令停产停业，直至吊销许可证：

（一）食品、食品添加剂生产者未按规定对采购的食品原料和生产的食品、食品添加剂进行检验；

（二）食品生产经营企业未按规定建立食品安全管理制度，或者未按规定配备或者培训、考核食品安全管理人员；

（三）食品、食品添加剂生产经营者进货时未查验许可证和相关证明文件，或者未按规定建立并遵守进货查验记录、出厂检验记录和销售记录制度；

（四）食品生产经营企业未制定食品安全事故处置方案；

（五）餐具、饮具和盛放直接入口食品的容器，使用前未经洗净、消毒或者清洗消毒不合格，或者餐饮服务设施、设备未按规定定期维护、清洗、校验；

（六）食品生产经营者安排未取得健康证明或者患有国务院卫生行政部门规定的有碍食品安全疾病的人员从事接触直接入口食品的工作；

（七）食品经营者未按规定要求销售食品；

（八）保健食品生产企业未按规定向食品安全监督管理部门备案，或者未按备案的产品配方、生产工艺等技术要求组织生产；

（九）婴幼儿配方食品生产企业未将食品原料、食品添加剂、产品配方、标签等向食品安全监督管理部门备案；

（十）特殊食品生产企业未按规定建立生产质量管理体系并有效运行，或者未定期提交自查报告；

（十一）食品生产经营者未定期对食品安全状况进行检查评价，或者生产经营条件发生变化，未按规定处理；

（十二）学校、托幼机构、养老机构、建筑工地等集中用餐单位未按规定履行食品安全管理责任；

（十三）食品生产企业、餐饮服务提供者未按规定制定、实施生产经营过程控制要求。餐具、饮具集中消毒服务单位违反本法规定用水，使用洗涤剂、消毒剂，或者出厂的餐具、饮具未按规定检验合格并随附消毒合格证明，或者未按规定在独立包装上标注相关内容的，由县级以上人民政府卫生行政部门依照前款规定给予处罚。食品相关产品生产者未按规定对生产的食品相关产品进行检验的，由县级以上人民政府食品安全监督管理部门依照第一款规定给予处罚。食用农产品销售者违反本法第六十五条规定的，由县级以上人民政府食品安全监督管理部门依照第一款规定给予处罚。

第一百二十七条　对食品生产加工小作坊、食品摊贩等的违法行为的处罚，

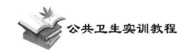

依照省、自治区、直辖市制定的具体管理办法执行。

第一百二十八条　违反本法规定，事故单位在发生食品安全事故后未进行处置、报告的，由有关主管部门按照各自职责分工责令改正，给予警告；隐匿、伪造、毁灭有关证据的，责令停产停业，没收违法所得，并处十万元以上五十万元以下罚款；造成严重后果的，吊销许可证。

第一百二十九条　违反本法规定，有下列情形之一的，由出入境检验检疫机构依照本法第一百二十四条的规定给予处罚：

（一）提供虚假材料，进口不符合我国食品安全国家标准的食品、食品添加剂、食品相关产品；

（二）进口尚无食品安全国家标准的食品，未提交所执行的标准并经国务院卫生行政部门审查，或者进口利用新的食品原料生产的食品或者进口食品添加剂新品种、食品相关产品新品种，未通过安全性评估；

（三）未遵守本法的规定出口食品；

（四）进口商在有关主管部门责令其依照本法规定召回进口的食品后，仍拒不召回。违反本法规定，进口商未建立并遵守食品、食品添加剂进口和销售记录制度、境外出口商或者生产企业审核制度的，由出入境检验检疫机构依照本法第一百二十六条的规定给予处罚。

第一百三十条　违反本法规定，集中交易市场的开办者、柜台出租者、展销会的举办者允许未依法取得许可的食品经营者进入市场销售食品，或者未履行检查、报告等义务的，由县级以上人民政府食品安全监督管理部门责令改正，没收违法所得，并处五万元以上二十万元以下罚款；造成严重后果的，责令停业，直至由原发证部门吊销许可证；使消费者的合法权益受到损害的，应当与食品经营者承担连带责任。食用农产品批发市场违反本法第六十四条规定的，依照前款规定承担责任。

第一百三十一条　违反本法规定，网络食品交易第三方平台提供者未对入网食品经营者进行实名登记、审查许可证，或者未履行报告、停止提供网络交易平台服务等义务的，由县级以上人民政府食品安全监督管理部门责令改正，没收违法所得，并处五万元以上二十万元以下罚款；造成严重后果的，责令停业，直至由原发证部门吊销许可证；使消费者的合法权益受到损害的，应当与食品经营者承担连带责任。消费者通过网络食品交易第三方平台购买食品，其合法权益受到损害的，可以向入网食品经营者或者食品生产者要求赔偿。网络食品交易第三方平台提供者不能提供入网食品经营者的真实名称、地址和有效联系方式的，由网络食品交易第三方平台提供者赔偿。网络食品交易第三方平台提供者赔偿后，有权向入网食品经营者或者食品生产者追偿。网络食品交易第三方平台提供者做出更有利于消费者承诺的，应当履行其承诺。

第一百三十二条　违反本法规定，未按要求进行食品贮存、运输和装卸的，由县级以上人民政府食品安全监督管理等部门按照各自职责分工责令改正，给予警告；拒不改正的，责令停产停业，并处一万元以上五万元以下罚款；情节严重的，吊销许可证。

第一百三十三条　违反本法规定，拒绝、阻挠、干涉有关部门、机构及其工作人员依法开展食品安全监督检查、事故调查处理、风险监测和风险评估的，由有关主管部门按照各自职责分工责令停产停业，并处二千元以上五万元以下罚款；情节严重的，吊销许可证；构成违反治安管理行为的，由公安机关依法给予治安管理处罚。违反本法规定，对举报人以解除、变更劳动合同或者其他方式打击报复的，应当依照有关法律的规定承担责任。

第一百三十四条　食品生产经营者在一年内累计三次因违反本法规定受到责令停产停业、吊销许可证以外处罚的，由食品安全监督管理部门责令停产停业，直至吊销许可证。

第一百三十五条　被吊销许可证的食品生产经营者及其法定代表人、直接负责的主管人员和其他直接责任人员自处罚决定作出之日起五年内不得申请食品生产经营许可，或者从事食品生产经营管理工作、担任食品生产经营企业食品安全管理人员。因食品安全犯罪被判处有期徒刑以上刑罚的，终身不得从事食品生产经营管理工作，也不得担任食品生产经营企业食品安全管理人员。食品生产经营者聘用人员违反前两款规定的，由县级以上人民政府食品安全监督管理部门吊销许可证。

第一百三十六条　食品经营者履行了本法规定的进货查验等义务，有充分证据证明其不知道所采购的食品不符合食品安全标准，并能如实说明其进货来源的，可以免予处罚，但应当依法没收其不符合食品安全标准的食品；造成人身、财产或者其他损害的，依法承担赔偿责任。

第一百三十七条　违反本法规定，承担食品安全风险监测、风险评估工作的技术机构、技术人员提供虚假监测、评估信息的，依法对技术机构直接负责的主管人员和技术人员给予撤职、开除处分；有执业资格的，由授予其资格的主管部

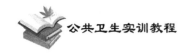

门吊销执业证书。

第一百三十八条 违反本法规定，食品检验机构、食品检验人员出具虚假检验报告的，由授予其资质的主管部门或者机构撤销该食品检验机构的检验资质，没收所收取的检验费用，并处检验费用五倍以上十倍以下罚款，检验费用不足一万元的，并处五万元以上十万元以下罚款；依法对食品检验机构直接负责的主管人员和食品检验人员给予撤职或者开除处分；导致发生重大食品安全事故的，对直接负责的主管人员和食品检验人员给予开除处分。违反本法规定，受到开除处分的食品检验机构人员，自处分决定作出之日起十年内不得从事食品检验工作；因食品安全违法行为受到刑事处罚或者因出具虚假检验报告导致发生重大食品安全事故受到开除处分的食品检验机构人员，终身不得从事食品检验工作。食品检验机构聘用不得从事食品检验工作的人员的，由授予其资质的主管部门或者机构撤销该食品检验机构的检验资质。食品检验机构出具虚假检验报告，使消费者的合法权益受到损害的，应当与食品生产经营者承担连带责任。

第一百三十九条 违反本法规定，认证机构出具虚假认证结论，由认证认可监督管理部门没收所收取的认证费用，并处认证费用五倍以上十倍以下罚款，认证费用不足一万元的，并处五万元以上十万元以下罚款；情节严重的，责令停业，直至撤销认证机构批准文件，并向社会公布；对直接负责的主管人员和负有直接责任的认证人员，撤销其执业资格。认证机构出具虚假认证结论，使消费者的合法权益受到损害的，应当与食品生产经营者承担连带责任。

第一百四十条 违反本法规定，在广告中对食品作虚假宣传，欺骗消费者，或者发布未取得批准文件、广告内容与批准文件不一致的保健食品广告的，依照《中华人民共和国广告法》的规定给予处罚。广告经营者、发布者设计、制作、发布虚假食品广告，使消费者的合法权益受到损害的，应当与食品生产经营者承担连带责任。社会团体或者其他组织、个人在虚假广告或者其他虚假宣传中向消费者推荐食品，使消费者的合法权益受到损害的，应当与食品生产经营者承担连带责任。违反本法规定，食品安全监督管理等部门、食品检验机构、食品行业协会以广告或者其他形式向消费者推荐食品，消费者组织以收取费用或者其他牟取利益的方式向消费者推荐食品的，由有关主管部门没收违法所得，依法对直接负责的主管人员和其他直接责任人员给予记大过、降级或者撤职处分；情节严重的，给予开除处分。对食品作虚假宣传且情节严重的，由省级以上人民政府食品安全监督管理部门决定暂停销售该食品，并向社会公布；仍然销售该食品的，由县级以上人民政府食品安全监督管理部门没收违法所得和违法销售的食品，并处二万元以上五万元以下罚款。

第一百四十一条　违反本法规定，编造、散布虚假食品安全信息，构成违反治安管理行为的，由公安机关依法给予治安管理处罚。媒体编造、散布虚假食品安全信息的，由有关主管部门依法给予处罚，并对直接负责的主管人员和其他直接责任人员给予处分；使公民、法人或者其他组织的合法权益受到损害的，依法承担消除影响、恢复名誉、赔偿损失、赔礼道歉等民事责任。

第一百四十二条　违反本法规定，县级以上地方人民政府有下列行为之一的，对直接负责的主管人员和其他直接责任人员给予记大过处分；情节较重的，给予降级或者撤职处分；情节严重的，给予开除处分；造成严重后果的，其主要负责人还应当引咎辞职：

（一）对发生在本行政区域内的食品安全事故，未及时组织协调有关部门开展有效处置，造成不良影响或者损失；

（二）对本行政区域内涉及多环节的区域性食品安全问题，未及时组织整治，造成不良影响或者损失；

（三）隐瞒、谎报、缓报食品安全事故；

（四）本行政区域内发生特别重大食品安全事故，或者连续发生重大食品安全事故。

第一百四十三条　违反本法规定，县级以上地方人民政府有下列行为之一的，对直接负责的主管人员和其他直接责任人员给予警告、记过或者记大过处分；造成严重后果的，给予降级或者撤职处分：

（一）未确定有关部门的食品安全监督管理职责，未建立健全食品安全全程监督管理工作机制和信息共享机制，未落实食品安全监督管理责任制；

（二）未制定本行政区域的食品安全事故应急预案，或者发生食品安全事故后未按规定立即成立事故处置指挥机构、启动应急预案。

第一百四十四条　违反本法规定，县级以上人民政府食品安全监督管理、卫生行政、农业行政等部门有下列行为之一的，对直接负责的主管人员和其他直接责任人员给予记大过处分；情节较重的，给予降级或者撤职处分；情节严重的，给予开除处分；造成严重后果的，其主要负责人还应当引咎辞职：

（一）隐瞒、谎报、缓报食品安全事故；

（二）未按规定查处食品安全事故，或者接到食品安全事故报告未及时处理，

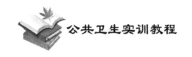

造成事故扩大或者蔓延；

（三）经食品安全风险评估得出食品、食品添加剂、食品相关产品不安全结论后，未及时采取相应措施，造成食品安全事故或者不良社会影响；

（四）对不符合条件的申请人准予许可，或者超越法定职权准予许可；

（五）不履行食品安全监督管理职责，导致发生食品安全事故。

第一百四十五条　违反本法规定，县级以上人民政府食品安全监督管理、卫生行政、农业行政等部门有下列行为之一，造成不良后果的，对直接负责的主管人员和其他直接责任人员给予警告、记过或者记大过处分；情节较重的，给予降级或者撤职处分；情节严重的，给予开除处分：

（一）在获知有关食品安全信息后，未按规定向上级主管部门和本级人民政府报告，或者未按规定相互通报；

（二）未按规定公布食品安全信息；

（三）不履行法定职责，对查处食品安全违法行为不配合，或者滥用职权、玩忽职守、徇私舞弊。

第一百四十六条　食品安全监督管理等部门在履行食品安全监督管理职责过程中，违法实施检查、强制等执法措施，给生产经营者造成损失的，应当依法予以赔偿，对直接负责的主管人员和其他直接责任人员依法给予处分。

第一百四十七条　违反本法规定，造成人身、财产或者其他损害的，依法承担赔偿责任。生产经营者财产不足以同时承担民事赔偿责任和缴纳罚款、罚金时，先承担民事赔偿责任。

第一百四十八条　消费者因不符合食品安全标准的食品受到损害的，可以向经营者要求赔偿损失，也可以向生产者要求赔偿损失。接到消费者赔偿要求的生产经营者，应当实行首负责任制，先行赔付，不得推诿；属于生产者责任的，经营者赔偿后有权向生产者追偿；属于经营者责任的，生产者赔偿后有权向经营者追偿。生产不符合食品安全标准的食品或者经营明知是不符合食品安全标准的食品，消费者除要求赔偿损失外，还可以向生产者或者经营者要求支付价款十倍或者损失三倍的赔偿金；增加赔偿的金额不足一千元的，为一千元。但是，食品的标签、说明书存在不影响食品安全且不会对消费者造成误导的瑕疵的除外。

第一百四十九条　违反本法规定，构成犯罪的，依法追究刑事责任。

第十章　附则

第一百五十条　本法下列用语的含义：

食品，指各种供人食用或者饮用的成品和原料以及按照传统既是食品又是中药材的物品，但是不包括以治疗为目的的物品。

食品安全，指食品无毒、无害，符合应当有的营养要求，对人体健康不造成任何急性、亚急性或者慢性危害。

预包装食品，指预先定量包装或者制作在包装材料、容器中的食品。

食品添加剂，指为改善食品品质和色、香、味以及为防腐、保鲜和加工工艺的需要而加入食品中的人工合成或者天然物质，包括营养强化剂。

用于食品的包装材料和容器，指包装、盛放食品或者食品添加剂用的纸、竹、木、金属、搪瓷、陶瓷、塑料、橡胶、天然纤维、化学纤维、玻璃等制品和直接接触食品或者食品添加剂的涂料。

用于食品生产经营的工具、设备，指在食品或者食品添加剂生产、销售、使用过程中直接接触食品或者食品添加剂的机械、管道、传送带、容器、用具、餐具等。

用于食品的洗涤剂、消毒剂，指直接用于洗涤或者消毒食品、餐具、饮具以及直接接触食品的工具、设备或者食品包装材料和容器的物质。

食品保质期，指食品在标明的贮存条件下保持品质的期限。

食源性疾病，指食品中致病因素进入人体引起的感染性、中毒性等疾病，包括食物中毒。

食品安全事故，指食源性疾病、食品污染等源于食品，对人体健康有危害或者可能有危害的事故。

第一百五十一条　转基因食品和食盐的食品安全管理，本法未作规定的，适用其他法律、行政法规的规定。

第一百五十二条　铁路、民航运营中食品安全的管理办法由国务院食品安全监督管理部门会同国务院有关部门依照本法制定。保健食品的具体管理办法由国务院食品安全监督管理部门依照本法制定。食品相关产品生产活动的具体管理办法由国务院食品安全监督管理部门依照本法制定。国境口岸食品的监督管理由出入境检验检疫机构依照本法以及有关法律、行政法规的规定实施。军队专用食品和自供食品的食品安全管理办法由中央军事委员会依照本法制定。

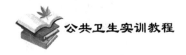
第一百五十三条　国务院根据实际需要，可以对食品安全监督管理体制作出调整。

第一百五十四条　本法自 2015 年 10 月 1 日起施行。

附录 3　中华人民共和国职业病防治法

2001 年 10 月 27 日第九届全国人民代表大会常务委员会第二十四次会议通过。根据 2011 年 12 月 31 日第十一届全国人民代表大会常务委员会第二十四次会议《关于修改〈中华人民共和国职业病防治法〉的决定》第一次修正。根据 2016 年 7 月 2 日第十二届全国人民代表大会常务委员会第二十一次会议《关于修改〈中华人民共和国节约能源法〉等六部法律的决定》第二次修正。根据 2017 年 11 月 4 日第十二届全国人民代表大会常务委员会第三十次会议《关于修改〈中华人民共和国会计法〉等十一部法律的决定》第三次修正。根据 2018 年 12 月 29 日第十三届全国人民代表大会常务委员会第七次会议《关于修改〈中华人民共和国劳动法〉等七部法律的决定》第四次修正。

目录

第一章　总则

第一条　为了预防、控制和消除职业病危害，防治职业病，保护劳动者健康及其相关权益，促进经济社会发展，根据宪法，制定本法。

第二条　本法适用于中华人民共和国领域内的职业病防治活动。本法所称职业病，是指企业、事业单位和个体经济组织等用人单位的劳动者在职业活动中，

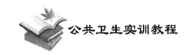

因接触粉尘、放射性物质和其他有毒、有害因素而引起的疾病。

职业病的分类和目录由国务院卫生行政部门会同国务院劳动保障行政部门制定、调整并公布。

第三条 职业病防治工作坚持预防为主、防治结合的方针，建立用人单位负责、行政机关监管、行业自律、职工参与和社会监督的机制，实行分类管理、综合治理。

第四条 劳动者依法享有职业卫生保护的权利。用人单位应当为劳动者创造符合国家职业卫生标准和卫生要求的工作环境和条件，并采取措施保障劳动者获得职业卫生保护。工会组织依法对职业病防治工作进行监督，维护劳动者的合法权益。用人单位制定或者修改有关职业病防治的规章制度，应当听取工会组织的意见。

第五条 用人单位应当建立、健全职业病防治责任制，加强对职业病防治的管理，提高职业病防治水平，对本单位产生的职业病危害承担责任。

第六条 用人单位的主要负责人对本单位的职业病防治工作全面负责。

第七条 用人单位必须依法参加工伤保险。国务院和县级以上地方人民政府劳动保障行政部门应当加强对工伤保险的监督管理，确保劳动者依法享受工伤保险待遇。

第八条 国家鼓励和支持研制、开发、推广、应用有利于职业病防治和保护劳动者健康的新技术、新工艺、新设备、新材料，加强对职业病的机理和发生规律的基础研究，提高职业病防治科学技术水平；积极采用有效的职业病防治技术、工艺、设备、材料；限制使用或者淘汰职业病危害严重的技术、工艺、设备、材料。国家鼓励和支持职业病医疗康复机构的建设。

第九条 国家实行职业卫生监督制度。国务院卫生行政部门、劳动保障行政部门依照本法和国务院确定的职责，负责全国职业病防治的监督管理工作。国务院有关部门在各自的职责范围内负责职业病防治的有关监督管理工作。县级以上地方人民政府卫生行政部门、劳动保障行政部门依据各自职责，负责本行政区域内职业病防治的监督管理工作。县级以上地方人民政府有关部门在各自的职责范围内负责职业病防治的有关监督管理工作。县级以上人民政府卫生行政部门、劳动保障行政部门（以下统称职业卫生监督管理部门）应当加强沟通，密切配合，按照各自职责分工，依法行使职权，承担责任。

第十条 国务院和县级以上地方人民政府应当制定职业病防治规划，将其纳入国民经济和社会发展计划，并组织实施。县级以上地方人民政府统一负责、领导、组织、协调本行政区域的职业病防治工作，建立健全职业病防治工作体制、机制，统一领导、指挥职业卫生突发事件应对工作；加强职业病防治能力建设和服务体系建设，完善、落实职业病防治工作责任制。乡、民族乡、镇的人民政府应当认真执行本法，支持职业卫生监督管理部门依法履行职责。

第十一条　县级以上人民政府职业卫生监督管理部门应当加强对职业病防治的宣传教育，普及职业病防治的知识，增强用人单位的职业病防治观念，提高劳动者的职业健康意识、自我保护意识和行使职业卫生保护权利的能力。

第十二条　有关防治职业病的国家职业卫生标准，由国务院卫生行政部门组织制定并公布。国务院卫生行政部门应当组织开展重点职业病监测和专项调查，对职业健康风险进行评估，为制定职业卫生标准和职业病防治政策提供科学依据。县级以上地方人民政府卫生行政部门应当定期对本行政区域的职业病防治情况进行统计和调查分析。

第十三条　任何单位和个人有权对违反本法的行为进行检举和控告。有关部门收到相关的检举和控告后，应当及时处理。对防治职业病成绩显著的单位和个人，给予奖励。

第二章　前期预防

第十四条　用人单位应当依照法律、法规要求，严格遵守国家职业卫生标准，落实职业病预防措施，从源头上控制和消除职业病危害。

第十五条　产生职业病危害的用人单位的设立除应当符合法律、行政法规规定的设立条件外，其工作场所还应当符合下列职业卫生要求：

（一）职业病危害因素的强度或者浓度符合国家职业卫生标准；

（二）有与职业病危害防护相适应的设施；

（三）生产布局合理，符合有害与无害作业分开的原则；

（四）有配套的更衣间、洗浴间、孕妇休息间等卫生设施；

（五）设备、工具、用具等设施符合保护劳动者生理、心理健康的要求；

（六）法律、行政法规和国务院卫生行政部门关于保护劳动者健康的其他要求。

第十六条　国家建立职业病危害项目申报制度。用人单位工作场所所存在职业

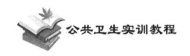

病目录所列职业病的危害因素的，应当及时、如实向所在地卫生行政部门申报危害项目，接受监督。职业病危害因素分类目录由国务院卫生行政部门制定、调整并公布。职业病危害项目申报的具体办法由国务院卫生行政部门制定。

第十七条　新建、扩建、改建建设项目和技术改造、技术引进项目（以下统称建设项目）可能产生职业病危害的，建设单位在可行性论证阶段应当进行职业病危害预评价。医疗机构建设项目可能产生放射性职业病危害的，建设单位应当向卫生行政部门提交放射性职业病危害预评价报告。卫生行政部门应当自收到预评价报告之日起三十日内，作出审核决定并书面通知建设单位。未提交预评价报告或者预评价报告未经卫生行政部门审核同意的，不得开工建设。职业病危害预评价报告应当对建设项目可能产生的职业病危害因素及其对工作场所和劳动者健康的影响作出评价，确定危害类别和职业病防护措施。建设项目职业病危害分类管理办法由国务院卫生行政部门制定。

第十八条　建设项目的职业病防护设施所需费用应当纳入建设项目工程预算，并与主体工程同时设计，同时施工，同时投入生产和使用。建设项目的职业病防护设施设计应当符合国家职业卫生标准和卫生要求；其中，医疗机构放射性职业病危害严重的建设项目的防护设施设计，应当经卫生行政部门审查同意后，方可施工。建设项目在竣工验收前，建设单位应当进行职业病危害控制效果评价。医疗机构可能产生放射性职业病危害的建设项目竣工验收时，其放射性职业病防护设施经卫生行政部门验收合格后，方可投入使用；其他建设项目的职业病防护设施应当由建设单位负责依法组织验收，验收合格后，方可投入生产和使用。卫生行政部门应当加强对建设单位组织的验收活动和验收结果的监督核查。

第十九条　国家对从事放射性、高毒、高危粉尘等作业实行特殊管理。具体管理办法由国务院制定。

第三章　劳动过程中的防护与管理

第二十条　用人单位应当采取下列职业病防治管理措施：

（一）设置或者指定职业卫生管理机构或者组织，配备专职或者兼职的职业卫生管理人员，负责本单位的职业病防治工作；

（二）制定职业病防治计划和实施方案；

（三）建立、健全职业卫生管理制度和操作规程；

（四）建立、健全职业卫生档案和劳动者健康监护档案；

（五）建立、健全工作场所职业病危害因素监测及评价制度；

（六）建立、健全职业病危害事故应急救援预案。

第二十一条　用人单位应当保障职业病防治所需的资金投入，不得挤占、挪用，并对因资金投入不足导致的后果承担责任。

第二十二条　用人单位必须采用有效的职业病防护设施，并为劳动者提供个人使用的职业病防护用品。用人单位为劳动者个人提供的职业病防护用品必须符合防治职业病的要求；不符合要求的，不得使用。

第二十三条　用人单位应当优先采用有利于防治职业病和保护劳动者健康的新技术、新工艺、新设备、新材料，逐步替代职业病危害严重的技术、工艺、设备、材料。

第二十四条　产生职业病危害的用人单位，应当在醒目位置设置公告栏，公布有关职业病防治的规章制度、操作规程、职业病危害事故应急救援措施和工作场所职业病危害因素检测结果。对产生严重职业病危害的作业岗位，应当在其醒目位置，设置警示标识和中文警示说明。警示说明应当载明产生职业病危害的种类、后果、预防以及应急救治措施等内容。

第二十五条　对可能发生急性职业损伤的有毒、有害工作场所，用人单位应当设置报警装置，配置现场急救用品、冲洗设备、应急撤离通道和必要的泄险区。对放射工作场所和放射性同位素的运输、贮存，用人单位必须配置防护设备和报警装置，保证接触放射线的工作人员佩戴个人剂量计。对职业病防护设备、应急救援设施和个人使用的职业病防护用品，用人单位应当进行经常性的维护、检修，定期检测其性能和效果，确保其处于正常状态，不得擅自拆除或者停止使用。

第二十六条　用人单位应当实施由专人负责的职业病危害因素日常监测，并确保监测系统处于正常运行状态。用人单位应当按照国务院卫生行政部门的规定，定期对工作场所进行职业病危害因素检测、评价。检测、评价结果存入用人单位职业卫生档案，定期向所在地卫生行政部门报告并向劳动者公布。职业病危害因素检测、评价由依法设立的取得国务院卫生行政部门或者设区的市级以上地方人民政府卫生行政部门按照职责分工给予资质认可的职业卫生技术服务机构进行。职业卫生技术服务机构所作检测、评价应当客观、真实。发现工作场所职业病危害因素不符合国家职业卫生标准和卫生要求时，用人单位应当立即采取相应治理措施，仍然达不到国家职业卫生标准和卫生要求的，必须停止存在职业病危害因

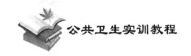

素的作业；职业病危害因素经治理后，符合国家职业卫生标准和卫生要求的，方可重新作业。

第二十七条　职业卫生技术服务机构依法从事职业病危害因素检测、评价工作，接受卫生行政部门的监督检查。卫生行政部门应当依法履行监督职责。

第二十八条　向用人单位提供可能产生职业病危害的设备的，应当提供中文说明书，并在设备的醒目位置设置警示标识和中文警示说明。警示说明应当载明设备性能、可能产生的职业病危害、安全操作和维护注意事项、职业病防护以及应急救治措施等内容。

第二十九条　向用人单位提供可能产生职业病危害的化学品、放射性同位素和含有放射性物质的材料的，应当提供中文说明书。说明书应当载明产品特性、主要成分、存在的有害因素、可能产生的危害后果、安全使用注意事项、职业病防护以及应急救治措施等内容。产品包装应当有醒目的警示标识和中文警示说明。贮存上述材料的场所应当在规定的部位设置危险物品标识或者放射性警示标识。国内首次使用或者首次进口与职业病危害有关的化学材料，使用单位或者进口单位按照国家规定经国务院有关部门批准后，应当向国务院卫生行政部门报送该化学材料的毒性鉴定以及经有关部门登记注册或者批准进口的文件等资料。进口放射性同位素、射线装置和含有放射性物质的物品的，按照国家有关规定办理。

第三十条　任何单位和个人不得生产、经营、进口和使用国家明令禁止使用的可能产生职业病危害的设备或者材料。

第三十一条　任何单位和个人不得将产生职业病危害的作业转移给不具备职业病防护条件的单位和个人。不具备职业病防护条件的单位和个人不得接受产生职业病危害的作业。

第三十二条　用人单位对采用的技术、工艺、设备、材料，应当知悉其产生的职业病危害，对有职业病危害的技术、工艺、设备、材料隐瞒其危害而采用的，对所造成的职业病危害后果承担责任。

第三十三条　用人单位与劳动者订立劳动合同（含聘用合同，下同）时，应当将工作过程中可能产生的职业病危害及其后果、职业病防护措施和待遇等如实告知劳动者，并在劳动合同中写明，不得隐瞒或者欺骗。劳动者在已订立劳动合同期间因工作岗位或者工作内容变更，从事与所订立劳动合同中未告知的存在职业病危害的作业时，用人单位应当依照前款规定，向劳动者履行如实告知的义务，并协商变更原劳动合同相关条款。用人单位违反前两款规定的，劳动者有权拒绝从事存在职业病危害的作业，用人单位不得因此解除与劳动者所订立的劳动合同。

第三十四条　用人单位的主要负责人和职业卫生管理人员应当接受职业卫生培训，遵守职业病防治法律、法规，依法组织本单位的职业病防治工作。用人单位应当对劳动者进行上岗前的职业卫生培训和在岗期间的定期职业卫生培训，普及职业卫生知识，督促劳动者遵守职业病防治法律、法规、规章和操作规程，指导劳动者正确使用职业病防护设备和个人使用的职业病防护用品。劳动者应当学习和掌握相关的职业卫生知识，增强职业病防范意识，遵守职业病防治法律、法规、规章和操作规程，正确使用、维护职业病防护设备和个人使用的职业病防护用品，发现职业病危害事故隐患应当及时报告。劳动者不履行前款规定义务的，用人单位应当对其进行教育。

第三十五条　对从事接触职业病危害的作业的劳动者，用人单位应当按照国务院卫生行政部门的规定组织上岗前、在岗期间和离岗时的职业健康检查，并将检查结果书面告知劳动者。职业健康检查费用由用人单位承担。用人单位不得安排未经上岗前职业健康检查的劳动者从事接触职业病危害的作业；不得安排有职业禁忌的劳动者从事其所禁忌的作业；对在职业健康检查中发现有与所从事的职业相关的健康损害的劳动者，应当调离原工作岗位，并妥善安置；对未进行离岗前职业健康检查的劳动者不得解除或者终止与其订立的劳动合同。职业健康检查应当由取得《医疗机构执业许可证》的医疗卫生机构承担。卫生行政部门应当加强对职业健康检查工作的规范管理，具体管理办法由国务院卫生行政部门制定。

第三十六条　用人单位应当为劳动者建立职业健康监护档案，并按照规定的期限妥善保存。职业健康监护档案应当包括劳动者的职业史、职业病危害接触史、职业健康检查结果和职业病诊疗等有关个人健康资料。劳动者离开用人单位时，有权索取本人职业健康监护档案复印件，用人单位应当如实、无偿提供，并在所提供的复印件上签章。

第三十七条　发生或者可能发生急性职业病危害事故时，用人单位应当立即采取应急救援和控制措施，并及时报告所在地卫生行政部门和有关部门。卫生行政部门接到报告后，应当及时会同有关部门组织调查处理；必要时，可以采取临时控制措施。卫生行政部门应当组织做好医疗救治工作。对遭受或者可能遭受急性职业病危害的劳动者，用人单位应当及时组织救治、进行健康检查和医学观察，所需费用由用人单位承担。

第三十八条　用人单位不得安排未成年工从事接触职业病危害的作业；不得

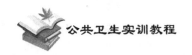

安排孕期、哺乳期的女职工从事对本人和胎儿、婴儿有危害的作业。

第三十九条　劳动者享有下列职业卫生保护权利：

（一）获得职业卫生教育、培训；

（二）获得职业健康检查、职业病诊疗、康复等职业病防治服务；

（三）了解工作场所产生或者可能产生的职业病危害因素、危害后果和应当采取的职业病防护措施；

（四）要求用人单位提供符合防治职业病要求的职业病防护设施和个人使用的职业病防护用品，改善工作条件；

（五）对违反职业病防治法律、法规以及危及生命健康的行为提出批评、检举和控告；

（六）拒绝违章指挥和强令进行没有职业病防护措施的作业；

（七）参与用人单位职业卫生工作的民主管理，对职业病防治工作提出意见和建议。

用人单位应当保障劳动者行使前款所列权利。因劳动者依法行使正当权利而降低其工资、福利等待遇或者解除、终止与其订立的劳动合同的，其行为无效。

第四十条　工会组织应当督促并协助用人单位开展职业卫生宣传教育和培训，有权对用人单位的职业病防治工作提出意见和建议，依法代表劳动者与用人单位签订劳动安全卫生专项集体合同，与用人单位就劳动者反映的有关职业病防治的问题进行协调并督促解决。工会组织对用人单位违反职业病防治法律、法规，侵犯劳动者合法权益的行为，有权要求纠正；产生严重职业病危害时，有权要求采取防护措施，或者向政府有关部门建议采取强制性措施；发生职业病危害事故时，有权参与事故调查处理；发现危及劳动者生命健康的情形时，有权向用人单位建议组织劳动者撤离危险现场，用人单位应当立即作出处理。

第四十一条　用人单位按照职业病防治要求，用于预防和治理职业病危害、工作场所卫生检测、健康监护和职业卫生培训等费用，按照国家有关规定，在生产成本中据实列支。

第四十二条　职业卫生监督管理部门应当按照职责分工，加强对用人单位落实职业病防护管理措施情况的监督检查，依法行使职权，承担责任。

第四章　职业病诊断与职业病病人保障

第四十三条　职业病诊断应当由取得《医疗机构执业许可证》的医疗卫生机构承担。卫生行政部门应当加强对职业病诊断工作的规范管理,具体管理办法由国务院卫生行政部门制定。承担职业病诊断的医疗卫生机构还应当具备下列条件:

（一）具有与开展职业病诊断相适应的医疗卫生技术人员;

（二）具有与开展职业病诊断相适应的仪器、设备;

（三）具有健全的职业病诊断质量管理制度。

承担职业病诊断的医疗卫生机构不得拒绝劳动者进行职业病诊断的要求。

第四十四条　劳动者可以在用人单位所在地、本人户籍所在地或者经常居住地依法承担职业病诊断的医疗卫生机构进行职业病诊断。

第四十五条　职业病诊断标准和职业病诊断、鉴定办法由国务院卫生行政部门制定。职业病伤残等级的鉴定办法由国务院劳动保障行政部门会同国务院卫生行政部门制定。

第四十六条　职业病诊断,应当综合分析下列因素:

（一）病人的职业史;

（二）职业病危害接触史和工作场所职业病危害因素情况;

（三）临床表现以及辅助检查结果等。

没有证据否定职业病危害因素与病人临床表现之间的必然联系的,应当诊断为职业病。职业病诊断证明书应当由参与诊断的取得职业病诊断资格的执业医师签署,并经承担职业病诊断的医疗卫生机构审核盖章。

第四十七条　用人单位应当如实提供职业病诊断、鉴定所需的劳动者职业史和职业病危害接触史、工作场所职业病危害因素检测结果等资料;卫生行政部门应当监督检查和督促用人单位提供上述资料;劳动者和有关机构也应当提供与职业病诊断、鉴定有关的资料。职业病诊断、鉴定机构需要了解工作场所职业病危害因素情况时,可以对工作场所进行现场调查,也可以向卫生行政部门提出,卫生行政部门应当在十日内组织现场调查。用人单位不得拒绝、阻挠。

第四十八条　职业病诊断、鉴定过程中,用人单位不提供工作场所职业病危害因素检测结果等资料的,诊断、鉴定机构应当结合劳动者的临床表现、辅助检查结果和劳动者的职业史、职业病危害接触史,并参考劳动者的自述、卫生行政部门提供的日常监督检查信息等,作出职业病诊断、鉴定结论。劳动者对用人单

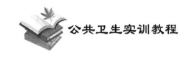

位提供的工作场所职业病危害因素检测结果等资料有异议，或者因劳动者的用人单位解散、破产，无用人单位提供上述资料的，诊断、鉴定机构应当提请卫生行政部门进行调查，卫生行政部门应当自接到申请之日起三十日内对存在异议的资料或者工作场所职业病危害因素情况作出判定；有关部门应当配合。

第四十九条　职业病诊断、鉴定过程中，在确认劳动者职业史、职业病危害接触史时，当事人对劳动关系、工种、工作岗位或者在岗时间有争议的，可以向当地的劳动人事争议仲裁委员会申请仲裁；接到申请的劳动人事争议仲裁委员会应当受理，并在三十日内作出裁决。当事人在仲裁过程中对自己提出的主张，有责任提供证据。劳动者无法提供由用人单位掌握管理的与仲裁主张有关的证据的，仲裁庭应当要求用人单位在指定期限内提供；用人单位在指定期限内不提供的，应当承担不利后果。劳动者对仲裁裁决不服的，可以依法向人民法院提起诉讼。用人单位对仲裁裁决不服的，可以在职业病诊断、鉴定程序结束之日起十五日内依法向人民法院提起诉讼；诉讼期间，劳动者的治疗费用按照职业病待遇规定的途径支付。

第五十条　用人单位和医疗卫生机构发现职业病病人或者疑似职业病病人时，应当及时向所在地卫生行政部门报告。确诊为职业病的，用人单位还应当向所在地劳动保障行政部门报告。接到报告的部门应当依法作出处理。

第五十一条　县级以上地方人民政府卫生行政部门负责本行政区域内的职业病统计报告的管理工作，并按照规定上报。

第五十二条　当事人对职业病诊断有异议的，可以向作出诊断的医疗卫生机构所在地地方人民政府卫生行政部门申请鉴定。职业病诊断争议由设区的市级以上地方人民政府卫生行政部门根据当事人的申请，组织职业病诊断鉴定委员会进行鉴定。当事人对设区的市级职业病诊断鉴定委员会的鉴定结论不服的，可以向省、自治区、直辖市人民政府卫生行政部门申请再鉴定。

第五十三条　职业病诊断鉴定委员会由相关专业的专家组成。省、自治区、直辖市人民政府卫生行政部门应当设立相关的专家库，需要对职业病争议作出诊断鉴定时，由当事人或者当事人委托有关卫生行政部门从专家库中以随机抽取的方式确定参加诊断鉴定委员会的专家。职业病诊断鉴定委员会应当按照国务院卫生行政部门颁布的职业病诊断标准和职业病诊断、鉴定办法进行职业病诊断鉴定，向当事人出具职业病诊断鉴定书。职业病诊断、鉴定费用由用人单位承担。

第五十四条　职业病诊断鉴定委员会组成人员应当遵守职业道德，客观、公正地进行诊断鉴定，并承担相应的责任。职业病诊断鉴定委员会组成人员不得私下接触当事人，不得收受当事人的财物或者其他好处，与当事人有利害关系的，应当回避。人民法院受理有关案件需要进行职业病鉴定时，应当从省、自治区、直辖市人民政府卫生行政部门依法设立的相关的专家库中选取参加鉴定的专家。

第五十五条　医疗卫生机构发现疑似职业病病人时，应当告知劳动者本人并及时通知用人单位。用人单位应当及时安排对疑似职业病病人进行诊断；在疑似职业病病人诊断或者医学观察期间，不得解除或者终止与其订立的劳动合同。疑似职业病病人在诊断、医学观察期间的费用，由用人单位承担。

第五十六条　用人单位应当保障职业病病人依法享受国家规定的职业病待遇。用人单位应当按照国家有关规定，安排职业病病人进行治疗、康复和定期检查。用人单位对不适宜继续从事原工作的职业病病人，应当调离原岗位，并妥善安置。用人单位对从事接触职业病危害的作业的劳动者，应当给予适当岗位津贴。

第五十七条　职业病病人的诊疗、康复费用，伤残以及丧失劳动能力的职业病病人的社会保障，按照国家有关工伤保险的规定执行。

第五十八条　职业病病人除依法享有工伤保险外，依照有关民事法律，尚有获得赔偿的权利的，有权向用人单位提出赔偿要求。

第五十九条　劳动者被诊断患有职业病，但用人单位没有依法参加工伤保险的，其医疗和生活保障由该用人单位承担。

第六十条　职业病病人变动工作单位，其依法享有的待遇不变。用人单位在发生分立、合并、解散、破产等情形时，应当对从事接触职业病危害的作业的劳动者进行健康检查，并按照国家有关规定妥善安置职业病病人。

第六十一条　用人单位已经不存在或者无法确认劳动关系的职业病病人，可以向地方人民政府医疗保障、民政部门申请医疗救助和生活等方面的救助。地方各级人民政府应当根据本地区的实际情况，采取其他措施，使前款规定的职业病病人获得医疗救治。

第五章　监督检查

第六十二条　县级以上人民政府职业卫生监督管理部门依照职业病防治法律、法规、国家职业卫生标准和卫生要求，依据职责划分，对职业病防治工作进行监督检查。

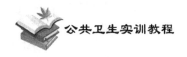

第六十三条　卫生行政部门履行监督检查职责时，有权采取下列措施：

（一）进入被检查单位和职业病危害现场，了解情况，调查取证；

（二）查阅或者复制与违反职业病防治法律、法规的行为有关的资料和采集样品；

（三）责令违反职业病防治法律、法规的单位和个人停止违法行为。

第六十四条　发生职业病危害事故或者有证据证明危害状态可能导致职业病危害事故发生时，卫生行政部门可以采取下列临时控制措施：

（一）责令暂停导致职业病危害事故的作业；

（二）封存造成职业病危害事故或者可能导致职业病危害事故发生的材料和设备；

（三）组织控制职业病危害事故现场。在职业病危害事故或者危害状态得到有效控制后，卫生行政部门应当及时解除控制措施。

第六十五条　职业卫生监督执法人员依法执行职务时，应当出示监督执法证件。职业卫生监督执法人员应当忠于职守，秉公执法，严格遵守执法规范；涉及用人单位的秘密的，应当为其保密。

第六十六条　职业卫生监督执法人员依法执行职务时，被检查单位应当接受检查并予以支持配合，不得拒绝和阻碍。

第六十七条　卫生行政部门及其职业卫生监督执法人员履行职责时，不得有下列行为：

（一）对不符合法定条件的，发给建设项目有关证明文件、资质证明文件或者予以批准；

（二）对已经取得有关证明文件的，不履行监督检查职责；

（三）发现用人单位存在职业病危害的，可能造成职业病危害事故，不及时依法采取控制措施；

（四）其他违反本法的行为。

第六十八条　职业卫生监督执法人员应当依法经过资格认定。职业卫生监督管理部门应当加强队伍建设，提高职业卫生监督执法人员的政治、业务素质，依照本法和其他有关法律、法规的规定，建立、健全内部监督制度，对其工作人员执行法律、法规和遵守纪律的情况，进行监督检查。

第六章　法律责任

第六十九条　建设单位违反本法规定，有下列行为之一的，由卫生行政部门给予警告，责令限期改正；逾期不改正的，处十万元以上五十万元以下的罚款；情节严重的，责令停止产生职业病危害的作业，或者提请有关人民政府按照国务院规定的权限责令停建、关闭：

（一）未按照规定进行职业病危害预评价的；

（二）医疗机构可能产生放射性职业病危害的建设项目未按照规定提交放射性职业病危害预评价报告，或者放射性职业病危害预评价报告未经卫生行政部门审核同意，开工建设的；

（三）建设项目的职业病防护设施未按照规定与主体工程同时设计、同时施工、同时投入生产和使用的；

（四）建设项目的职业病防护设施设计不符合国家职业卫生标准和卫生要求，或者医疗机构放射性职业病危害严重的建设项目的防护设施设计未经卫生行政部门审查同意擅自施工的；

（五）未按照规定对职业病防护设施进行职业病危害控制效果评价的；

（六）建设项目竣工投入生产和使用前，职业病防护设施未按照规定验收合格的。

第七十条　违反本法规定，有下列行为之一的，由卫生行政部门给予警告，责令限期改正；逾期不改正的，处十万元以下的罚款：

（一）工作场所职业病危害因素检测、评价结果没有存档、上报、公布的；

（二）未采取本法第二十条规定的职业病防治管理措施的；

（三）未按照规定公布有关职业病防治的规章制度、操作规程、职业病危害事故应急救援措施的；

（四）未按照规定组织劳动者进行职业卫生培训，或者未对劳动者个人职业病防护采取指导、督促措施的；

（五）国内首次使用或者首次进口与职业病危害有关的化学材料，未按照规定报送毒性鉴定资料以及经有关部门登记注册或者批准进口的文件的。

第七十一条　用人单位违反本法规定，有下列行为之一的，由卫生行政部门责令限期改正，给予警告，可以并处五万元以上十万元以下的罚款：

（一）未按照规定及时、如实向卫生行政部门申报产生职业病危害的项目的；

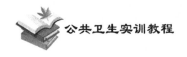

（二）未实施由专人负责的职业病危害因素日常监测，或者监测系统不能正常监测的；

（三）订立或者变更劳动合同时，未告知劳动者职业病危害真实情况的；

（四）未按照规定组织职业健康检查、建立职业健康监护档案或者未将检查结果书面告知劳动者的；

（五）未依照本法规定在劳动者离开用人单位时提供职业健康监护档案复印件的。

第七十二条　用人单位违反本法规定，有下列行为之一的，由卫生行政部门给予警告，责令限期改正，逾期不改正的，处五万元以上二十万元以下的罚款；情节严重的，责令停止产生职业病危害的作业，或者提请有关人民政府按照国务院规定的权限责令关闭：

（一）工作场所职业病危害因素的强度或者浓度超过国家职业卫生标准的；

（二）未提供职业病防护设施和个人使用的职业病防护用品，或者提供的职业病防护设施和个人使用的职业病防护用品不符合国家职业卫生标准和卫生要求的；

（三）对职业病防护设备、应急救援设施和个人使用的职业病防护用品未按照规定进行维护、检修、检测，或者不能保持正常运行、使用状态的；

（四）未按照规定对工作场所职业病危害因素进行检测、评价的；

（五）工作场所职业病危害因素经治理仍然达不到国家职业卫生标准和卫生要求时，未停止存在职业病危害因素的作业的；

（六）未按照规定安排职业病病人、疑似职业病病人进行诊治的；

（七）发生或者可能发生急性职业病危害事故时，未立即采取应急救援和控制措施或者未按照规定及时报告的；

（八）未按照规定在产生严重职业病危害的作业岗位醒目位置设置警示标识和中文警示说明的；

（九）拒绝职业卫生监督管理部门监督检查的；

（十）隐瞒、伪造、篡改、毁损职业健康监护档案、工作场所职业病危害因素检测评价结果等相关资料，或者拒不提供职业病诊断、鉴定所需资料的；

（十一）未按照规定承担职业病诊断、鉴定费用和职业病病人的医疗、生活保障费用的。

第七十三条　向用人单位提供可能产生职业病危害的设备、材料，未按照规定提供中文说明书或者设置警示标识和中文警示说明的，由卫生行政部门责令限期改正，给予警告，并处五万元以上二十万元以下的罚款。

第七十四条　用人单位和医疗卫生机构未按照规定报告职业病、疑似职业病的，由有关主管部门依据职责分工责令限期改正，给予警告，可以并处一万元以下的罚款；弄虚作假的，并处二万元以上五万元以下的罚款；对直接负责的主管人员和其他直接责任人员，可以依法给予降级或者撤职的处分。

第七十五条　违反本法规定，有下列情形之一的，由卫生行政部门责令限期治理，并处五万元以上三十万元以下的罚款；情节严重的，责令停止产生职业病危害的作业，或者提请有关人民政府按照国务院规定的权限责令关闭：

（一）隐瞒技术、工艺、设备、材料所产生的职业病危害而采用的；

（二）隐瞒本单位职业卫生真实情况的；

（三）可能发生急性职业损伤的有毒、有害工作场所、放射工作场所或者放射性同位素的运输、贮存不符合本法第二十五条规定的；

（四）使用国家明令禁止使用的可能产生职业病危害的设备或者材料的；

（五）将产生职业病危害的作业转移给没有职业病防护条件的单位和个人，或者没有职业病防护条件的单位和个人接受产生职业病危害的作业的；

（六）擅自拆除、停止使用职业病防护设备或者应急救援设施的；

（七）安排未经职业健康检查的劳动者、有职业禁忌的劳动者、未成年工或者孕期、哺乳期女职工从事接触职业病危害的作业或者禁忌作业的；

（八）违章指挥和强令劳动者进行没有职业病防护措施的作业的。

第七十六条　生产、经营或者进口国家明令禁止使用的可能产生职业病危害的设备或者材料的，依照有关法律、行政法规的规定给予处罚。

第七十七条　用人单位违反本法规定，已经对劳动者生命健康造成严重损害的，由卫生行政部门责令停止产生职业病危害的作业，或者提请有关人民政府按照国务院规定的权限责令关闭，并处十万元以上五十万元以下的罚款。

第七十八条　用人单位违反本法规定，造成重大职业病危害事故或者其他严重后果，构成犯罪的，对直接负责的主管人员和其他直接责任人员，依法追究刑事责任。

第七十九条　未取得职业卫生技术服务资质认可擅自从事职业卫生技术服务的，由卫生行政部门责令立即停止违法行为，没收违法所得；违法所得五千元以上的，并处违法所得二倍以上十倍以下的罚款；没有违法所得或者违法所得不足五千元的，并处五千元以上五万元以下的罚款；情节严重的，对直接负责的主管

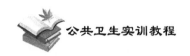

人员和其他直接责任人员，依法给予降级、撤职或者开除的处分。

第八十条 从事职业卫生技术服务的机构和承担职业病诊断的医疗卫生机构违反本法规定，有下列行为之一的，由卫生行政部门责令立即停止违法行为，给予警告，没收违法所得；违法所得五千元以上的，并处违法所得二倍以上五倍以下的罚款；没有违法所得或者违法所得不足五千元的，并处五千元以上二万元以下的罚款；情节严重的，由原认可或者登记机关取消其相应的资格；对直接负责的主管人员和其他直接责任人员，依法给予降级、撤职或者开除的处分；构成犯罪的，依法追究刑事责任：

（一）超出资质认可或者诊疗项目登记范围从事职业卫生技术服务或者职业病诊断的；

（二）不按照本法规定履行法定职责的；

（三）出具虚假证明文件的。

第八十一条 职业病诊断鉴定委员会组成人员收受职业病诊断争议当事人的财物或者其他好处的，给予警告，没收收受的财物，可以并处三千元以上五万元以下的罚款，取消其担任职业病诊断鉴定委员会组成人员的资格，并从省、自治区、直辖市人民政府卫生行政部门设立的专家库中予以除名。

第八十二条 卫生行政部门不按照规定报告职业病和职业病危害事故的，由上一级行政部门责令改正，通报批评，给予警告；虚报、瞒报的，对单位负责人、直接负责的主管人员和其他直接责任人员依法给予降级、撤职或者开除的处分。

第八十三条 县级以上地方人民政府在职业病防治工作中未依照本法履行职责，本行政区域出现重大职业病危害事故、造成严重社会影响的，依法对直接负责的主管人员和其他直接责任人员给予记大过直至开除的处分。

县级以上人民政府职业卫生监督管理部门不履行本法规定的职责，滥用职权、玩忽职守、徇私舞弊，依法对直接负责的主管人员和其他直接责任人员给予记大过或者降级的处分；造成职业病危害事故或者其他严重后果的，依法给予撤职或者开除的处分。

第八十四条 违反本法规定，构成犯罪的，依法追究刑事责任。

第七章 附则

第八十五条 本法下列用语的含义：

职业病危害，是指对从事职业活动的劳动者可能导致职业病的各种危害。

职业病危害因素包括：职业活动中存在的各种有害的化学、物理、生物因素以及在作业过程中产生的其他职业有害因素。

职业禁忌，是指劳动者从事特定职业或者接触特定职业病危害因素时，比一般职业人群更易于遭受职业病危害和罹患职业病或者可能导致原有自身疾病病情加重，或者在从事作业过程中诱发可能导致对他人生命健康构成危险的疾病的个人特殊生理或者病理状态。

第八十六条　本法第二条规定的用人单位以外的单位，产生职业病危害的，其职业病防治活动可以参照本法执行。劳务派遣用工单位应当履行本法规定的用人单位的义务。中国人民解放军参照执行本法的办法，由国务院、中央军事委员会制定。

第八十七条　对医疗机构放射性职业病危害控制的监督管理，由卫生行政部门依照本法的规定实施。

第八十八条　本法自 2002 年 5 月 1 日起施行。

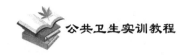

附录 4　突发公共卫生事件应急条例

中华人民共和国国务院令第 376 号,《突发公共卫生事件应急条例》已经 2003 年 5 月 7 日国务院第 7 次常务会议通过, 自公布之日起施行。

第一章　总　则

第一条　为了有效预防、及时控制和消除突发公共卫生事件的危害, 保障公众身体健康与生命安全, 维护正常的社会秩序, 制定本条例。

第二条　本条例所称突发公共卫生事件(以下简称突发事件), 是指突然发生, 造成或者可能造成社会公众健康严重损害的重大传染病疫情、群体性不明原因疾病、重大食物和职业中毒以及其他严重影响公众健康的事件。

第三条　突发事件发生后, 国务院设立全国突发事件应急处理指挥部, 由国务院有关部门和军队有关部门组成, 国务院主管领导人担任总指挥, 负责对全国突发事件应急处理的统一领导、统一指挥。国务院卫生行政主管部门和其他有关部门, 在各自的职责范围内做好突发事件应急处理的有关工作。

第四条　突发事件发生后, 省、自治区、直辖市人民政府成立地方突发事件应急处理指挥部, 省、自治区、直辖市人民政府主要领导人担任总指挥, 负责领导、指挥本行政区域内突发事件应急处理工作。县级以上地方人民政府卫生行政主管部门, 具体负责组织突发事件的调查、控制和医疗救治工作。县级以上地方人民政府有关部门, 在各自的职责范围内做好突发事件应急处理的有关工作。

第五条　突发事件应急工作, 应当遵循预防为主、常备不懈的方针, 贯彻统一领导、分级负责、反应及时、措施果断、依靠科学、加强合作的原则。

第六条　县级以上各级人民政府应当组织开展防治突发事件相关科学研究, 建立突发事件应急流行病学调查、传染源隔离、医疗救护、现场处置、监督检查、监测检验、卫生防护等有关物资、设备、设施、技术与人才资源储备, 所需经费列入本级政府财政预算。国家对边远贫困地区突发事件应急工作给予财政支持。

第七条　国家鼓励、支持开展突发事件监测、预警、反应处理有关技术的国际交流与合作。

第八条　国务院有关部门和县级以上地方人民政府及其有关部门，应当建立严格的突发事件防范和应急处理责任制，切实履行各自的职责，保证突发事件应急处理工作的正常进行。

第九条　县级以上各级人民政府及其卫生行政主管部门，应当对参加突发事件应急处理的医疗卫生人员，给予适当补助和保健津贴；对参加突发事件应急处理作出贡献的人员，给予表彰和奖励；对因参与应急处理工作致病、致残、死亡的人员，按照国家有关规定，给予相应的补助和抚恤。

第二章　预防与应急准备

第十条　国务院卫生行政主管部门按照分类指导、快速反应的要求，制定全国突发事件应急预案，报请国务院批准。省、自治区、直辖市人民政府根据全国突发事件应急预案，结合本地实际情况，制定本行政区域的突发事件应急预案。

第十一条　全国突发事件应急预案应当包括以下主要内容：

（一）突发事件应急处理指挥部的组成和相关部门的职责；

（二）突发事件的监测与预警；

（三）突发事件信息的收集、分析、报告、通报制度；

（四）突发事件应急处理技术和监测机构及其任务；

（五）突发事件的分级和应急处理工作方案；

（六）突发事件预防、现场控制，应急设施、设备、救治药品和医疗器械以及其他物资和技术的储备与调度；

（七）突发事件应急处理专业队伍的建设和培训。

第十二条　突发事件应急预案应当根据突发事件的变化和实施中发现的问题及时进行修订、补充。

第十三条　地方各级人民政府应当依照法律、行政法规的规定，做好传染病预防和其他公共卫生工作，防范突发事件的发生。县级以上各级人民政府卫生行政主管部门和其他有关部门，应当对公众开展突发事件应急知识的专门教育，增强全社会对突发事件的防范意识和应对能力。

第十四条　国家建立统一的突发事件预防控制体系。县级以上地方人民政府应当建立和完善突发事件监测与预警系统。县级以上各级人民政府卫生行政主管部门，应当指定机构负责开展突发事件的日常监测，并确保监测与预警系统的正

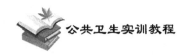

常运行。

第十五条　监测与预警工作应当根据突发事件的类别，制定监测计划，科学分析、综合评价监测数据。对早期发现的潜在隐患以及可能发生的突发事件，应当依照本条例规定的报告程序和时限及时报告。

第十六条　国务院有关部门和县级以上地方人民政府及其有关部门，应当根据突发事件应急预案的要求，保证应急设施、设备、救治药品和医疗器械等物资储备。

第十七条　县级以上各级人民政府应当加强急救医疗服务网络的建设，配备相应的医疗救治药物、技术、设备和人员，提高医疗卫生机构应对各类突发事件的救治能力。设区的市级以上地方人民政府应当设置与传染病防治工作需要相适应的传染病专科医院，或者指定具备传染病防治条件和能力的医疗机构承担传染病防治任务。

第十八条　县级以上地方人民政府卫生行政主管部门，应当定期对医疗卫生机构和人员开展突发事件应急处理相关知识、技能的培训，定期组织医疗卫生机构进行突发事件应急演练，推广最新知识和先进技术。

第三章　报告与信息发布

第十九条　国家建立突发事件应急报告制度。国务院卫生行政主管部门制定突发事件应急报告规范，建立重大、紧急疫情信息报告系统。有下列情形之一的，省、自治区、直辖市人民政府应当在接到报告1小时内，向国务院卫生行政主管部门报告：

（一）发生或者可能发生传染病暴发、流行的；

（二）发生或者发现不明原因的群体性疾病的；

（三）发生传染病菌种、毒种丢失的；

（四）发生或者可能发生重大食物和职业中毒事件的。

国务院卫生行政主管部门对可能造成重大社会影响的突发事件，应当立即向国务院报告。

第二十条　突发事件监测机构、医疗卫生机构和有关单位发现有本条例第十九条规定情形之一的，应当在2小时内向所在地县级人民政府卫生行政主管部门报告；接到报告的卫生行政主管部门应当在2小时内向本级人民政府报告，并同时向上级人民政府卫生行政主管部门和国务院卫生行政主管部门报告。县级人民政府应当在接到报告后 2 小时内向设区的市级人民政府或者上一级人民政府报告；设区的市级人民政府应当在接到报告后 2 小时内向省、自治区、直辖市人民政府报告。

第二十一条　任何单位和个人对突发事件，不得隐瞒、缓报、谎报或者授意他人隐瞒、缓报、谎报。

第二十二条　接到报告的地方人民政府、卫生行政主管部门依照本条例规定报告的同时，应当立即组织力量对报告事项调查核实、确证，采取必要的控制措施，并及时报告调查情况。

第二十三条　国务院卫生行政主管部门应当根据发生突发事件的情况，及时向国务院有关部门和各省、自治区、直辖市人民政府卫生行政主管部门以及军队有关部门通报。突发事件发生地的省、自治区、直辖市人民政府卫生行政主管部门，应当及时向毗邻省、自治区、直辖市人民政府卫生行政主管部门通报。

接到通报的省、自治区、直辖市人民政府卫生行政主管部门，必要时应当及时通知本行政区域内的医疗卫生机构。县级以上地方人民政府有关部门，已经发生或者发现可能引起突发事件的情形时，应当及时向同级人民政府卫生行政主管部门通报。

第二十四　国家建立突发事件举报制度，公布统一的突发事件报告、举报电话。任何单位和个人有权向人民政府及其有关部门报告突发事件隐患，有权向上级人民政府及其有关部门举报地方人民政府及其有关部门不履行突发事件应急处理职责，或者不按照规定履行职责的情况。接到报告、举报的有关人民政府及其有关部门，应当立即组织对突发事件隐患、不履行或者不按照规定履行突发事件应急处理职责的情况进行调查处理。对举报突发事件有功的单位和个人，县级以上各级人民政府及其有关部门应当予以奖励。

第二十五条　国家建立突发事件的信息发布制度。国务院卫生行政主管部门负责向社会发布突发事件的信息。必要时，可以授权省、自治区、直辖市人民政府卫生行政主管部门向社会发布本行政区域内突发事件的信息。信息发布应当及时、准确、全面。

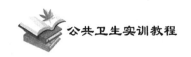

第四章 应急处理

第二十六条　突发事件发生后，卫生行政主管部门应当组织专家对突发事件进行综合评估，初步判断突发事件的类型，提出是否启动突发事件应急预案的建议。

第二十七条　在全国范围内或者跨省、自治区、直辖市范围内启动全国突发事件应急预案，由国务院卫生行政主管部门报国务院批准后实施。省、自治区、直辖市启动突发事件应急预案，由省、自治区、直辖市人民政府决定，并向国务院报告。

第二十八条　全国突发事件应急处理指挥部对突发事件应急处理工作进行督察和指导，地方各级人民政府及其有关部门应当予以配合。省、自治区、直辖市突发事件应急处理指挥部对本行政区域内突发事件应急处理工作进行督察和指导。

第二十九条　省级以上人民政府卫生行政主管部门或者其他有关部门指定的突发事件应急处理专业技术机构，负责突发事件的技术调查、确证、处置、控制和评价工作。

第三十条　国务院卫生行政主管部门对新发现的突发传染病，根据危害程度、流行强度，依照《中华人民共和国传染病防治法》的规定及时宣布为法定传染病；宣布为甲类传染病的，由国务院决定。

第三十一条　应急预案启动前，县级以上各级人民政府有关部门应当根据突发事件的实际情况，做好应急处理准备，采取必要的应急措施。应急预案启动后，突发事件发生地的人民政府有关部门，应当根据预案规定的职责要求，服从突发事件应急处理指挥部的统一指挥，立即到达规定岗位，采取有关的控制措施。

医疗卫生机构、监测机构和科学研究机构，应当服从突发事件应急处理指挥部的统一指挥，相互配合、协作，集中力量开展相关的科学研究工作。

第三十二条　突发事件发生后，国务院有关部门和县级以上地方人民政府及其有关部门，应当保证突发事件应急处理所需的医疗救护设备、救治药品、医疗器械等物资的生产、供应；铁路、交通、民用航空行政主管部门应当保证及时运送。

第三十三条　根据突发事件应急处理的需要，突发事件应急处理指挥部有权紧急调集人员、储备的物资、交通工具以及相关设施、设备；必要时，对人员进行疏散或者隔离，并可以依法对传染病疫区实行封锁。

第三十四条　突发事件应急处理指挥部根据突发事件应急处理的需要，可以对食物和水源采取控制措施。县级以上地方人民政府卫生行政主管部门应当对突发事件现场等采取控制措施，宣传突发事件防治知识，及时对易受感染的人群和其他易受损害的人群采取应急接种、预防性投药、群体防护等措施。

第三十五条　参加突发事件应急处理的工作人员，应当按照预案的规定，采取卫生防护措施，并在专业人员的指导下进行工作。

第三十六条　国务院卫生行政主管部门或者其他有关部门指定的专业技术机构，有权进入突发事件现场进行调查、采样、技术分析和检验，对地方突发事件的应急处理工作进行技术指导，有关单位和个人应当予以配合；任何单位和个人不得以任何理由予以拒绝。

第三十七条　对新发现的突发传染病、不明原因的群体性疾病、重大食物和职业中毒事件，国务院卫生行政主管部门应当尽快组织力量制定相关的技术标准、规范和控制措施。

第三十八条　交通工具上发现根据国务院卫生行政主管部门的规定需要采取应急控制措施的传染病病人、疑似传染病病人，其负责人应当以最快的方式通知前方停靠点，并向交通工具的营运单位报告。交通工具的前方停靠点和营运单位应当立即向交通工具营运单位行政主管部门和县级以上地方人民政府卫生行政主管部门报告。卫生行政主管部门接到报告后，应当立即组织有关人员采取相应的医学处置措施。交通工具上的传染病病人密切接触者，由交通工具停靠点的县级以上各级人民政府卫生行政主管部门或者铁路、交通、民用航空行政主管部门，根据各自的职责，依照传染病防治法律、行政法规的规定，采取控制措施。涉及国境口岸和入出境的人员、交通工具、货物、集装箱、行李、邮包等需要采取传染病应急控制措施的，依照国境卫生检疫法律、行政法规的规定办理。

第三十九条　医疗卫生机构应当对因突发事件致病的人员提供医疗救护和现场救援，对就诊病人必须接诊治疗，并书写详细、完整的病历记录；对需要转送的病人，应当按照规定将病人及其病历记录的复印件转送至接诊的或者指定的医疗机构。医疗卫生机构内应当采取卫生防护措施，防止交叉感染和污染。医疗卫生机构应当对传染病病人密切接触者采取医学观察措施，传染病病人密切接触者应当予以配合。医疗机构收治传染病病人、疑似传染病病人，应当依法报告所在地的疾病预防控制机构。接到报告的疾病预防控制机构应当立即对可能受到危害的人员进行调查，根据需要采取必要的控制措施。

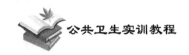

第四十条　传染病暴发、流行时，街道、乡镇以及居民委员会、村民委员会应当组织力量，团结协作，群防群治，协助卫生行政主管部门和其他有关部门、医疗卫生机构做好疫情信息的收集和报告、人员的分散隔离、公共卫生措施的落实工作，向居民、村民宣传传染病防治的相关知识。

第四十一条　对传染病暴发、流行区域内流动人口，突发事件发生地的县级以上地方人民政府应当做好预防工作，落实有关卫生控制措施；对传染病病人和疑似传染病病人，应当采取就地隔离、就地观察、就地治疗的措施。对需要治疗和转诊的，应当依照本条例第三十九条第一款的规定执行。

第四十二条　有关部门、医疗卫生机构应当对传染病做到早发现、早报告、早隔离、早治疗，切断传播途径，防止扩散。

第四十三条　县级以上各级人民政府应当提供必要资金，保障因突发事件致病、致残的人员得到及时、有效的救治。具体办法由国务院财政部门、卫生行政主管部门和劳动保障行政主管部门制定。

第四十四条　在突发事件中需要接受隔离治疗、医学观察措施的病人、疑似病人和传染病病人密切接触者在卫生行政主管部门或者有关机构采取医学措施时应当予以配合；拒绝配合的，由公安机关依法协助强制执行。

第五章　法律责任

第四十五条　县级以上地方人民政府及其卫生行政主管部门未依照本条例的规定履行报告职责，对突发事件隐瞒、缓报、谎报或者授意他人隐瞒、缓报、谎报的，对政府主要领导人及其卫生行政主管部门主要负责人，依法给予降级或者撤职的行政处分；造成传染病传播、流行或者对社会公众健康造成其他严重危害后果的，依法给予开除的行政处分；构成犯罪的，依法追究刑事责任。

第四十六条　国务院有关部门、县级以上地方人民政府及其有关部门未依照本条例的规定，完成突发事件应急处理所需要的设施、设备、药品和医疗器械等物资的生产、供应、运输和储备的，对政府主要领导人和政府部门主要负责人依法给予降级或者撤职的行政处分；造成传染病传播、流行或者对社会公众健康造成其他严重危害后果的，依法给予开除的行政处分；构成犯罪的，依法追究刑事责任。

第四十七条　突发事件发生后，县级以上地方人民政府及其有关部门对上级人民政府有关部门的调查不予配合，或者采取其他方式阻碍、干涉调查的，对政府主要领导人和政府部门主要负责人依法给予降级或者撤职的行政处分；构成犯罪的，依法追究刑事责任。

第四十八条　县级以上各级人民政府卫生行政主管部门和其他有关部门在突发事件调查、控制、医疗救治工作中玩忽职守、失职、渎职的，由本级人民政府或者上级人民政府有关部门责令改正、通报批评、给予警告；对主要负责人、负有责任的主管人员和其他责任人员依法给予降级、撤职的行政处分；造成传染病传播、流行或者对社会公众健康造成其他严重危害后果的，依法给予开除的行政处分；构成犯罪的，依法追究刑事责任。

第四十九条　县级以上各级人民政府有关部门拒不履行应急处理职责的，由同级人民政府或者上级人民政府有关部门责令改正、通报批评、给予警告；对主要负责人、负有责任的主管人员和其他责任人员依法给予降级、撤职的行政处分；造成传染病传播、流行或者对社会公众健康造成其他严重危害后果的，依法给予开除的行政处分；构成犯罪的，依法追究刑事责任。

第五十条　医疗卫生机构有下列行为之一的，由卫生行政主管部门责令改正、通报批评、给予警告；情节严重的，吊销《医疗机构执业许可证》；对主要负责人、负有责任的主管人员和其他直接责任人员依法给予降级或者撤职的纪律处分；造成传染病传播、流行或者对社会公众健康造成其他严重危害后果，构成犯罪的，依法追究刑事责任：

（一）未依照本条例的规定履行报告职责，隐瞒、缓报或者谎报的；

（二）未依照本条例的规定及时采取控制措施的；

（三）未依照本条例的规定履行突发事件监测职责的；

（四）拒绝接诊病人的；

（五）拒不服从突发事件应急处理指挥部调度的。

第五十一条　在突发事件应急处理工作中，有关单位和个人未依照本条例的规定履行报告职责，隐瞒、缓报或者谎报，阻碍突发事件应急处理工作人员执行职务，拒绝国务院卫生行政主管部门或者其他有关部门指定的专业技术机构进入

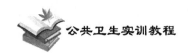

突发事件现场，或者不配合调查、采样、技术分析和检验的，对有关责任人员依法给予行政处分或者纪律处分；触犯《中华人民共和国治安管理处罚法》，构成违反治安管理行为的，由公安机关依法予以处罚；构成犯罪的，依法追究刑事责任。

第五十二条　在突发事件发生期间，散布谣言、哄抬物价、欺骗消费者，扰乱社会秩序、市场秩序的，由公安机关或者工商行政管理部门依法给予行政处罚；构成犯罪的，依法追究刑事责任。

第六章　附则

第五十三条　中国人民解放军、武装警察部队医疗卫生机构参与突发事件应急处理的，依照本条例的规定和军队的相关规定执行。

第五十四条　本条例自公布之日起施行。

参考文献

[1] 李立明.公共卫生与预防医学导论[M].北京：人民卫生出版社，2017.

[2] 王兆南. 公共卫生实践手册——疾控篇[M].北京：人民卫生出版社，2019.

[3] 王建明. 公共卫生 PBL 实践（第 2 版）[M].北京：人民卫生出版社，2021.

[4] 张丹，程锦泉. 医疗机构公共卫生工作指南[M].北京：人民卫生出版社，2013.

[5] 段小贝. 公共卫生应急处置与案例评析[M].北京：人民卫生出版社，2010.

[6] 王应雄. 公共卫生实验教程[M].北京：人民卫生出版社，2012.

[7] 刘云儒. 预防医学实验教程[M].杭州：浙江大学出版社，2020.

参考文献

[1]

[2]

[3]

[4]

[5]

[6]

[7]